U0321270

急诊床旁超声
速查手册

主　编　张国强

主　审　陈玉国

副主编　柴艳芬　潘曙明
　　　　曹　钰　朱华栋

人民卫生出版社

图书在版编目（CIP）数据

急诊床旁超声速查手册 / 张国强主编. —北京：人民卫生出版社，2017

ISBN 978-7-117-24243-1

Ⅰ．①急… Ⅱ．①张… Ⅲ．①急诊－超声波诊断－手册 Ⅳ．①R445.1-62

中国版本图书馆 CIP 数据核字（2017）第 044668 号

人卫智网	www.ipmph.com	医学教育、学术、考试、健康，
		购书智慧智能综合服务平台
人卫官网	www.pmph.com	人卫官方资讯发布平台

急诊床旁超声速查手册

主　　编：张国强
出版发行：人民卫生出版社（中继线 010-59780011）
地　　址：北京市朝阳区潘家园南里 19 号
邮　　编：100021
E - mail：pmph @ pmph.com
购书热线：010-59787592　010-59787584　010-65264830
印　　刷：北京顶佳世纪印刷有限公司
经　　销：新华书店
开　　本：889×1194　1/32　印张：6.5
字　　数：150 千字
版　　次：2017 年 4 月第 1 版　2019 年 4 月第 1 版第 2 次印刷
标准书号：ISBN 978-7-117-24243-1/R・24244
定　　价：62.00元

打击盗版举报电话：010-59787491　E-mail：WQ @ pmph.com
（凡属印装质量问题请与本社市场营销中心联系退换）

编　　者

（按姓氏笔画排序）

于　洋（上海交通大学医学院附属新华医院）
于明安（中日友好医院）
马岳峰（浙江大学医学院附属第二医院）
王振杰（蚌埠医学院第一附属医院）
邓　至（复旦大学附属中山医院）
朱华栋（北京协和医院）
刘小禾（天津医科大学总医院）
李小刚（中南大学湘雅医院）
何新华（首都医科大学附属北京朝阳医院）
余海放（四川大学华西医院）
宋振举（复旦大学附属中山医院）
张　茂（浙江大学医学院附属第二医院）
张国强（中日友好医院）
张素巧（中日友好医院）
陈凤英（内蒙古医科大学附属医院）
陈玉国（山东大学齐鲁医院）
林兆奋（上海长征医院）
练　睿（中日友好医院）
柴艳芬（天津医科大学总医院）
徐　军（北京协和医院）
高玉芝（浙江大学医学院附属第二医院）

曹　钰（四川大学华西医院）
童朝阳（复旦大学附属中山医院）
曾红科（广东省人民医院）
潘曙明（上海交通大学医学院附属新华医院）

前　　言

　　在急诊科，急诊医师每天都要接诊大量急危重症患者，在这里所指的"急危重症"，通常表示患者所得疾病为某种紧急、濒危的病症，应当尽早进行医学处理，否则可能对患者身体产生重度伤害或导致死亡。而这类患者共同的特点就是病情急重、恶化迅速、不宜搬运。对于这类患者的处理，其难度和要求已非一般临床专科能力所及。随着现代医学分工的日趋精细，目前三级医院的急诊科俨然已成为集急诊、急救与重症监护三位一体的急危重症抢救中心。虽然急重症医师创造了新仪器并开展了一系列生命支持技术，但是急危重症患者仍有很高的死亡率，给社会和家庭带来沉重的负担。

　　急危重症救治的关键是临床医师能够快速准确地评估患者的情况，然后立即采取相应的有效措施。影像学辅助检查作为现代医学的重要进展之一，大大拓宽了人们对疾病认识的深度和广度，但多数影像检查必须将患者转运到放射科而有潜在的危险及射线暴露，而且短时间内反复检查的可操作性差。因此，急危重症患者的临床救治迫切需要一种简单、方便、安全、有效而易于反复进行的床旁评估手段。床旁超声就是在这样的环境下应运而生的。该检查由于实时成像、无射线、无创且无须搬动患者而具有较高的安全性，对危重患者更具价值。

而如果由临床医师取代超声科医师进行随时随地的床旁检查则更能实现目标导向性的重点筛查。

目前，国内的超声检查基本都是由超声科医师完成，临床医师对于超声检查的认识还非常缺乏。有鉴于此，我们组织了国内十余位有着丰富超声实践经验的急诊及超声科专家，通过图文并茂的描述形式让广大急重症医师快速掌握急诊床旁超声。我们撰写本手册的初衷就是抛弃晦涩难懂的超声术语和过于复杂的超声多普勒图像，帮助大家运用超声技术，集中于某个需要紧急判断和处理的具体问题，其操作要求及掌握时间与超声专科医师相比要明显简单和快速，最终期望广大急重症医师能够熟练应用超声，对急危重症患者的呼吸、循环等系统常见问题进行评估，并建立起常见急重症超声规范诊断流程，以求促进急危重症救治水平的进一步提升！由于作者经验不足，时间仓促，涵盖的内容不一定全面，不当之处在所难免，恳请读者不吝指正。

张国强

2017 年 3 月

目　　录

第一章

床旁超声在急危重症应用的历史和概念

在现代医学的发展进程中，影像学辅助检查是不可分割的重要内容，其大大拓宽了人们对疾病认识的深度和广度，而超声技术的诞生和发展无疑又是影像史上浓墨重彩的一笔。超声设备最早于20世纪50年代早期出现，到了70年代，超声逐渐被多个医学专业开始用于各种疾病和情况的诊断。此后超声技术进一步发展，出现了腔内探头、多频探头和彩色多普勒等新技术，新一代超声的成像速度更快，设备变得更小巧、更便携，图像也变得更加清晰和更易辨识。这种显著进步促进了其成为通用的医学工具从而在临床各科室得以广泛应用。超声检查涵盖全身各部位，具有实时成像、无射线、无创的优点，不但能诊断还能引导各种介入操作，特别是床旁超声检查，因其无须搬动患者、又可避免辐射风险而有较高的安全性，对危重患者更具价值。其中重要的进展之一就是出现由临床医师亲自对急危重患者进行超声检查，被定义为"急危重病超声"。

20世纪80年代，日本及欧美发达国家就已经开展了超声在创伤患者中应用的研究，提出针对创伤的超声重点检查即"FAST检查（focused assessment with sonography for trauma）"。FAST检查是指急诊医师或外科医师在创伤患者到达医院后，立即应用超声快速判断患者有无腹腔和心包游离积液。如存在中等量以上积液，则提示有内脏损伤大出血，可以指导临床医师立即作出急诊手术止血的决策，从而缩短术前时间、改善患者救治效果。此后在创伤 FAST 检查的内容有了进一步发展，对危重患者的评估增加了气胸、胸腔积液等内容的诊断，也相应地出现了 extended FAST、FASTER 等不同概念，FAST 检查是针对创伤患者的由临床医师亲自完成的超声检查，可以说是急危重症床旁超声的最初形式。

　　由于超声波本身的特性是不能穿透空气、骨骼，长期以来肺部被认为是超声禁区，也是超声专科医师不曾涉及的领域。超声在胸部的应用通常只局限于胸腔积液、胸壁软组织肿块和心脏等。但近年来出现的床旁超声技术已广泛应用于急性呼吸困难病因的鉴别诊断，尤其是对于气胸的筛查具有非常高的敏感性和特异性，已成为急诊科医师手中新的利器，被称为可视的听诊器。2008 年 Lichtenstein 和 Meziere 率先针对急性呼吸衰竭患者制定了 BLUE 草案并发表于 *Chest*，此后肺部超声技术的发展突飞猛进，世界范围内的大多数急重症医师终于意识到超声可以对危重患者很多的胸部问题进行诊断，目前甚至有专家认为胸部超声可以代替 ICU 危重患者日常的胸部 X 片检查。可以说，肺部超声的发展是继 FAST 检查后急危重症超声领域的又一大进步。

　　1990 年美国急诊医师学院（American College of Emergency Physicians，ACEP）开设了第一个关于超声在急诊应用的专门课程。1991 年 ACEP 和美国急诊医学会（Sociey of American Emergency Medicine，SAEM）发布重要文件，认可由急诊医师对患者进行超声检查。这些文件促进了临床医师超声检查的应用、研究和教育的发展。2001 年 ACEP 发布急诊超声指南，确定了急诊超声的临床指征和实践范围。2005 年急危重病医学领域的专家 Lichtenstein 等建立急危重症超声国际协作网络，将急危重症床旁超声在临床医师中进一步推广和普及，产生了深远的影响。临床医师针对急危重患者完成的床旁超声检查与超声专科医师的检查有着明显的区别，急危重病超声是重点的有范围限制的检查，有目标导向性。与超声医生进行的全面扫查不同，它们通常局限在判断某一重要征象存在与否。因此，急危重症超声的特点是必须可在短时间内完成，超声征象一般简单明确且容易学习上手。

　　近年来，由于该技术掌握过程不复杂，并且已显示出很高的实用价值，国内急危重症超声技术也得到了蓬勃发展。中日友好医院急诊科自 2010 年以来率先在国内开展急诊床旁超声检查，并广泛用于气胸、胸腔积液、心包积液、腹腔出血和超声引导穿刺等临床工作，积累近千例次的实践经验；系统地开展了容量评估临床和实验研究，应用下腔静脉超声探查联合脉搏轮廓温度稀释连续心排血量监测技术（pulse index continuous cardiac output，PiCCO）进行容量管理及循环支持，也取得了良好的救治效果。自 2012 年以来科室开展床旁肺超声探查技术，年收治病例数 500 余例，评估了肺超声影像（肺实变、胸膜改变、胸膜下结节、胸腔积液、局限性 B 线）在重症肺炎中的临床应用价值，在此基础上 2012 年科室针对国外呼吸困难流程的优劣，结合急诊临床思维，制订了急性呼吸困难超声诊断流程，根据超声影像特点分层评估和诊断，分析一种疾病的多个超声影像，快速明确危及生命的病因且简单易学，适合急诊医师的工作性质及环境，为确定最佳规范化超声诊断流程提供了全新思路。但上述进展也仅限于一些三级大型医院，基层医院的超声检查基本都是由超声科医师完成，由于在对该技术的培训途径、超声设备、资格认证等方面都存在一定阻力和问题,由临床医师进行超声检查的认识还非常缺乏。为此,我们组织国内急重症超声领域的先行者们编写了本书,通过阐述急诊常见危重症的超声征象、操作手法及诊断流程向广大医生抽丝剥茧,期望揭开床旁超声神秘的面纱,使大家认识到床旁超声并不是晦涩难懂的,而是临床必需、简单易学的,也真诚的希望这本手册能够成为各位医生在临床工作中可供随时翻阅的好帮手。

(张国强)

第二章

床旁超声在创伤中的临床应用

第一节 概 述

超声在创伤患者中的应用最早可追溯至 20 世纪 70 年代,有报道称超声可用于脾脏损伤的诊断。80 年代初,针对腹部钝性伤者有无腹腔游离积液的床旁超声检查(focused abdominal sonography for trauma)开始应用于外科领域。到了 90 年代,超声在创伤患者中的应用进一步在北美地区得到极大的普及推广。针对创伤患者快速超声检查(focused assessment with sonography for trauma,FAST)的内容不只局限于腹腔,还包括对心包腔有无积液(积血)的筛查。随着肺超声检查的应用,FAST 检查的部位进一步拓展到胸腔,包括血胸、气胸的筛查,也被称为 e-FAST(extended focused assessment with sonography for trauma)。因为超声具有无创、无辐射、易反复操作等特点,创伤患者也是床旁超声最佳的适用人群。起初,床旁超声主要用于检查创伤患者有无腹腔大量积液,便于筛查需要立即进行剖腹探查和止血的患者。早在 1997 年,FAST 就成为创伤高级生命支持(advanced trauma life support,ATLS)课程的内容之一。目前,美国外科医师、急诊医师协会均推荐将 FAST 检查作为住院医师培训的必备内容。

随着床旁超声在急危重领域应用内容的不断拓展,

且超声仪器越来越小巧便携，临床医生可使用超声进行从头到脚的动态检查。床旁超声在创伤患者中的应用也从最初的 FAST 检查不断拓展了应用范围，如针对颅脑损伤患者，通过检查视神经鞘直径快速评估颅内高压情况，颅脑二维超声可以检查有无颅内血肿、中线偏移，多普勒颅脑血流可评估脑的灌注情况。针对胸部损伤，超声可以快速鉴别有无危及生命的张力性气胸、心脏压塞等。超声可以检查四肢血管损伤、有无骨折，可引导有创操作如引导动静脉置管、确定气管导管位置等。超声除了应用于创伤患者的早期的快速筛查，也可以在后续 ICU 救治过程中进行反复的呼吸、循环功能监测等，类似的评估流程例如 BEAT（bedside echocardiographic assessment in trauma）检查方案。本章节主要针对创伤患者早期超声快速评估应用的内容进行阐述。

第二节　创伤快速评估的常见超声影像及操作手法

一、创伤超声评估常见部位的正常超声影像

1. 腹部

（1）肝脏：肝脏表面光滑，边界线清晰，可见右侧膈肌呈圆顶状、光滑的弧形带状回声，肝实质细小密集点状回声，中等回声强度，分布均匀。受声束限制，无法在同一切面内完整显示肝脏。创伤的超声评估常选择剑突下腹主动脉切面探查肝左叶，右侧腋中线位置探查肝右叶（图 2-1）。

（2）胆囊：胆囊呈长梨形囊状结构，位于肝脏脏面胆囊窝内，可在右上腹肋缘或肋间斜切面获取胆囊的最大

长轴切面。正常胆囊超声下纵切面类似茄子形,横切面
接近圆形或椭圆,胆囊壁回声清晰,内壁光滑,胆囊腔内
呈清晰无回声的液性暗区(图 2-2)。

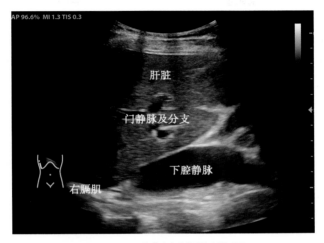

图 2-1　肝脏右侧肋间隙斜切面

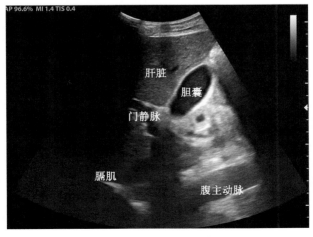

图 2-2　胆囊右侧肋缘下斜切面

（3）肾脏：正常肾脏冠状切面呈外凸内凹的蚕豆形，超声下可见肾被膜以明晰的光带显示，称肾轮廓线。紧贴肾被膜内侧的肾皮质，呈中等回声强度，稍低于脾实质，为细腻且分布均匀的实质回声。然后是与肾皮质等回声的肾锥体和规则排列、大小均匀的肾柱构成的肾髓质，靠近肾门区域肾窦因成分复杂呈边界不齐的高回声区（图2-3）。

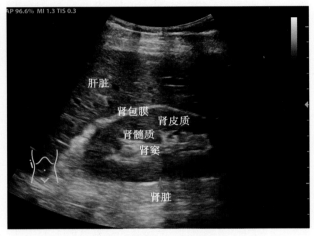

图2-3　肾脏（右）长轴切面

（4）脾脏：脾脏位于左上腹，边界及轮廓清楚，包膜光滑完整呈线状中等回声，脾脏纵切面呈半月形，外侧缘弧形外突，内侧缘中部内凹，表面光滑整齐。正常脾实质回声强度略低于肝脏，比肾实质回声稍强，分布均匀。创伤超声检查常选择左腋后线，做脾脏冠状切面扫查，或于左肋间沿长轴扫查（图2-4）。

（5）膀胱：膀胱依据残余尿量多少而显示不同形态。为便于检查，常通过潴尿或注射生理盐水使膀胱充盈。

正常膀胱的超声显像，中心为无回声暗区，膀胱壁为光滑完整的强回声带。女性在膀胱后方可探及子宫，男性可探及前列腺（图 2-5）。

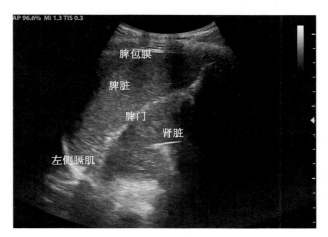

图 2-4　脾脏右侧腋后线纵切面

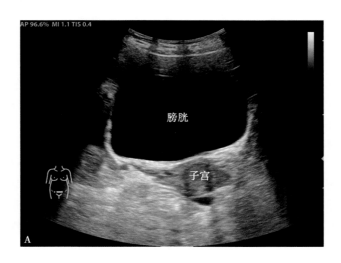

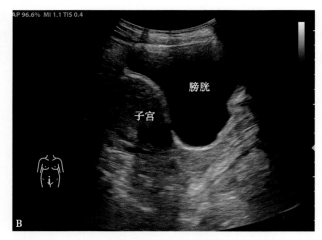

图2-5　膀胱（女性）

A．耻骨联合上方横切面充盈膀胱；B．耻骨联合上方纵切
面充盈膀胱

2．胸部

（1）肺：正常肺的超声图像，胸膜呈高亮回声线条
且随呼吸滑行，又称"胸膜滑行征"，在M超下可表现为
"沙滩征"。通常声束切面与肋间隙垂直，获取肺超声图
像可见胸膜线、肋骨影，以及平行于胸膜线的数条高回
声线条征，又称A线（图2-6）。详见第三章第二节。

（2）胸腔：胸腔游离液体易积聚在最低位，对于仰卧
位患者，超声探查两侧胸腔最佳位置是胸膈角（肋膈角）
位置。正常情况下，只能探查到部分膈肌的高亮回声
带，在肋膈角位置可见胸膜线在横膈下方实质器官附近
随呼吸摆动（图2-7）。

（3）心脏：根据美国心脏超声协会的推荐，床旁有
重点的超声检查包括五个标准切面：胸骨旁长轴切面，
可探查左心及主动脉流出道，进行左心功能及二尖瓣、
主动脉瓣评估；胸骨旁短轴切面，可探查左右心比例，
同时评估左右心功能；心尖四腔心切面，可探查全心的

大小及比例，评估左、右心功能；剑突下四腔心切面，为 FAST 检查的常用切面，可快速探查心包腔积液；剑突下下腔静脉切面，依据下腔静脉直径及呼吸变异度评估容量状态及液体反应性（图 2-8）。

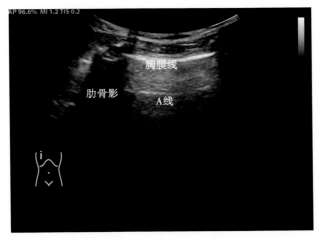

图 2-6　正常肺超声图像，前胸壁纵切面

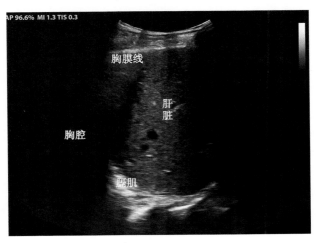

图 2-7　正常肺底胸腔超声图像（右侧）

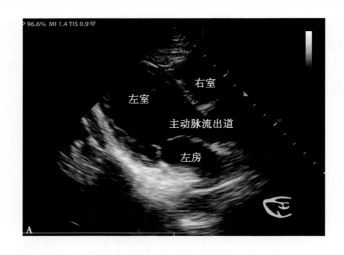

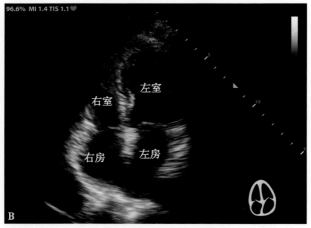

图 2-8　正常心脏超声图像

A. 胸骨旁心脏长轴切面；B. 心尖四腔心切面

（4）腹主动脉：腹主动脉位于腹部正中，脊柱前方，可进行纵切面探查，也可横切面探查，用于快速评估有无腹主动脉夹层、动脉瘤等异常病变。正常腹主动脉的直径<3cm，当腹主动脉直径>4cm 提示有腹主动脉异常病变（图 2-9）。

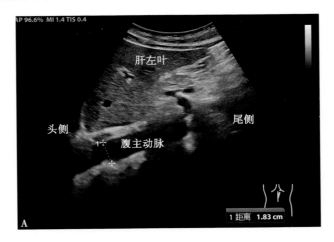

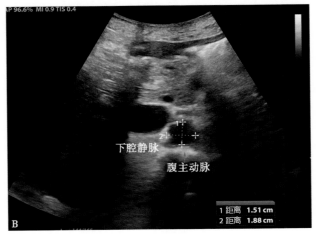

图 2-9　腹主动脉

A. 剑突下腹主动脉长轴切面；B. 剑突下腹主动脉短轴切面

3. 颅脑

（1）颅脑二维图像：经颞窗或去骨瓣的窗口见经脑

干切面的颅脑二维结构,可探及对侧颅骨、侧脑室、大脑中线、脑室后角等(图 2-10)。

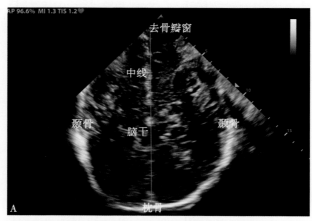

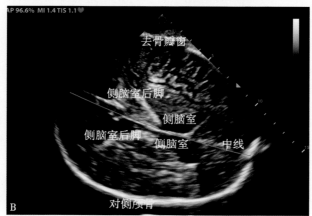

图 2-10 颅脑二维结构图像

A. 额骨去骨瓣;B. 颞骨去骨瓣

(2)颅底 Wills 动脉环:在二维图像基础上,联合彩色多普勒,可显示颅底大动脉及其分支图像,可探查大脑前循环,朝向探头的红色血流为大脑中动脉。正常颅内大动脉血流频谱为连续单向低阻波形（图 2-11）。

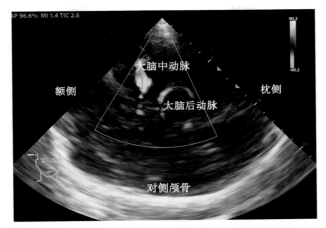

图 2-11　颅底 Wills 环超声图像，经颞窗探查

4．眼部

（1）眼球及附属结构：眼球内充满液体，是良好的透声窗口。正常眼部超声从前到后，可见眼睑、前房、晶状体，晶状体后囊、玻璃体，眼底后壁，视神经（鞘）等。正常晶状体无回声，后囊膜呈不完整弧形强回声，玻璃体为完全无回声，眼球壁三层膜贴附紧密，一般超声不能分别显示（图 2-12）。

（2）视神经鞘：视神经前窄后宽，由眼底向后延伸，视神经鞘膜被覆与视神经外侧，超声上可见眼球后方轮廓清晰的低回声条形带，中间视神经呈无回声，视神经鞘膜腔呈低回声。正常成人眼球后 3mm 处视神经鞘直径范围 2.7～5.6mm（图 2-13）。

5．颈部

（1）气管：在颈部正中，由锁骨上窝向下颌移行，可见气管前壁高亮回声带，后方为无回声声影。若有气管插管在位，可见气管壁后方无回声的声影间距变窄（图2-14）。

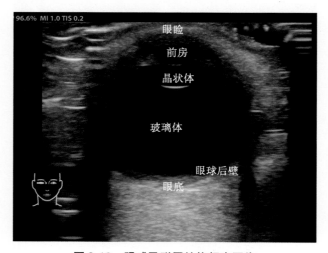

图2-12　眼球及附属结构超声图像

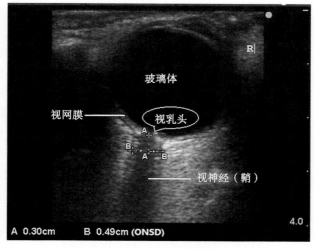

图2-13　正常视神经（鞘）超声图像（轴位横切）

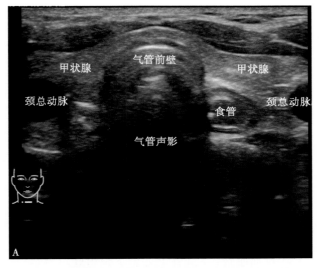

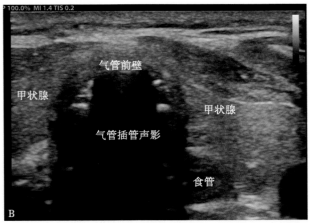

图 2-14　气管超声征象

A. 颈部正中横切面；B. 颈部正中（气管插管中）

　　（2）食管：颈部正中稍向左后方平移，见甲状腺左叶与气管夹角处的肌性结构即为食管，胃肠管置入食管可见双轨征表现的高亮声影（图 2-15）。

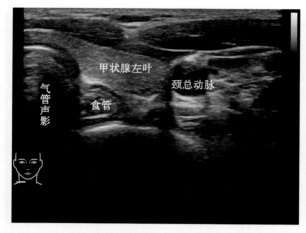

图 2-15　颈部食管短轴超声图像，颈部稍偏左横切面

（3）颈部血管：从锁骨上方至下颌角处，可纵切探查颈部血管长轴切面，也可横切探查颈部血管短轴切面。颈动脉内膜呈高亮带状回声，且有搏动性，颈静脉易受压塌陷且随呼吸有变异。向头颈侧沿血管走行，可探及血管分叉处，颈动脉分颈内和颈外动脉（图 2-16）。

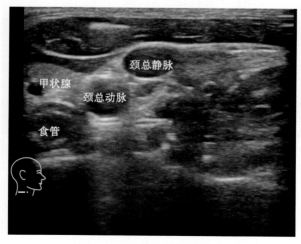

图 2-16　颈部血管短轴切面

6. 其他

（1）骨皮质：四肢长骨及肋骨、胸骨可进行超声检查，正常骨超声的图像，因骨皮质高反射界面在骨表面形成高亮声带，可长轴探查也可短轴探查。正常长骨骨皮质回声带光滑连续，若骨折可见回声的连续性中断，且周围软组织呈低回声表现（图2-17）。

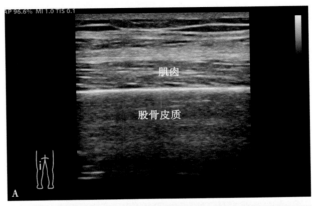

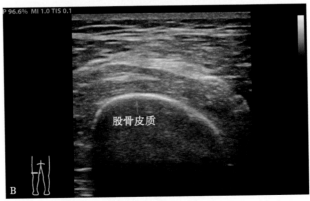

图2-17　正常骨皮质超声图像（股骨中段）
A. 股骨长轴切面；B. 股骨短轴切面

（2）血管：以解剖定位，沿血管走行，可短轴也可长轴探查动静脉。静脉易受压塌陷，动脉不易受压且动脉壁厚，有搏动性，易与静脉鉴别。超声下可观测动静脉管腔内否有血栓、夹层等，也可联合彩色多普勒评估血流情况（图 2-18）。

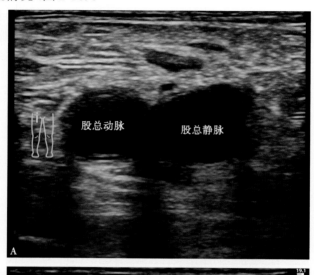

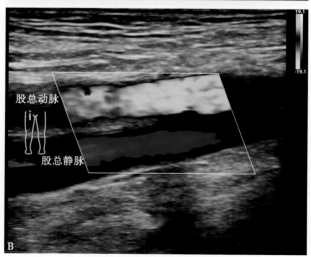

图 2-18　股总动脉和股总静脉超声图像
A. 血管短轴切面；B. 血管长轴切面，联合彩色多普勒模式

二、创伤常见的异常超声征象

（一）腹部创伤

1. 腹腔积液（积血）　腹腔液体积聚的位置取决于患者体位和出血部位。当患者仰卧位时，腹腔的形状刚好形成三个下垂区域：肝肾间隙、脾肾间隙、盆腔。超声的局限性无法鉴别积液性质，对于血流动力学不稳定，可疑腹腔出血患者，进行 FAST 检查的阳性结果可表现为：

（1）肝肾间隙积液（图 2-19）

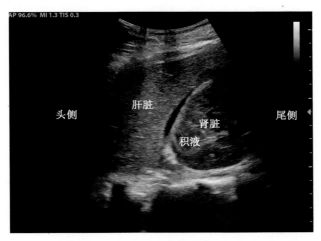

图 2-19　肝肾积液

（2）脾肾间隙积液（图 2-20）

（3）盆腔积液（图 2-21）

2. 腹部实质器官损伤　超声对腹部实质器官损伤诊断的敏感性不及 CT。但对于严重创伤，不宜搬动或无 CT 检查条件的患者，超声可作为初步筛查的工具。实质器官损伤的超声表现，如挫裂伤表现为包膜不完整、器官实质内出现边界不规则且与周围回声不同的区域；包膜下血肿表现为边界清晰的高亮回声团块；联合多普勒超声可探查受损器官有无血流灌注，是否存在创伤性动脉血栓形成的表现；还可以联合超声造影检查，更细致精确地评估器官损伤的程度，有无活动性出血、渗血、血流灌注情况等。

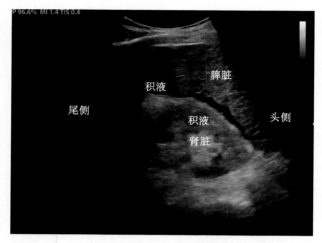

图 2-20　脾肾积液

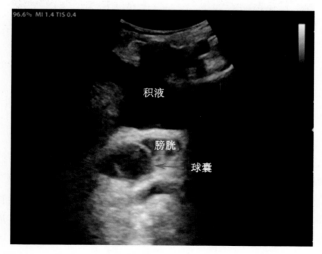

图 2-21　盆腔积液超声图像，膀胱受压，可见导尿管球囊居中

（1）肝挫裂伤（图 2-22）

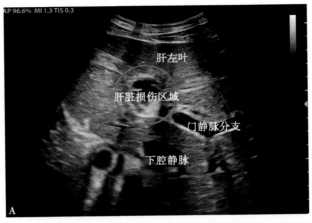

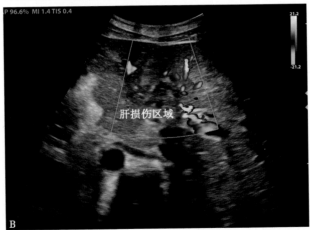

图 2-22　肝损伤超声图像

A. 二维成像肝左叶见不规则低回声区；B. 联合彩色多普勒，低回声区无血流信号

（2）脾脏损伤（图2-23）

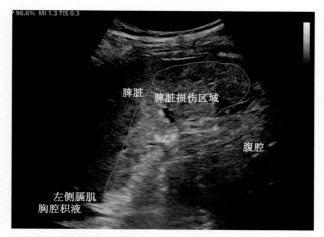

图2-23 脾破裂，脾实质损伤区呈不均质低回声且边界清楚

（3）肾脏损伤（图2-24）

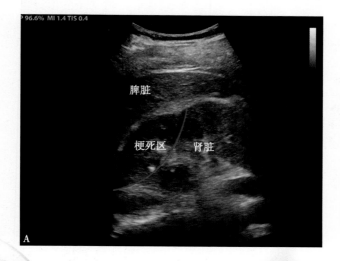

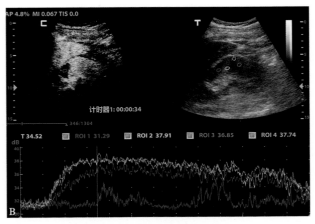

图2-24　肾梗死超声图像

A. 在 B 超声二维成像上见边界不清的低回声影；B. 联合超声造影，可见边界清晰肾梗死区，且与周边肾皮质比较，梗死区肾脏灌注明显变差

（二）胸部创伤

1. 心包积液　钝性或穿透性胸部创伤都可造成心脏的损伤。心包积液快速增多，会导致静脉回心血流受阻，心腔舒张受限，出现不同程度心脏压塞的表现。心包积液超声表现：心脏周围明亮的高回声心包，心包脏层与壁层之间的无回声区。依据舒张末期最大液体的宽度，将心包积液半定量分级为 <1cm（少量），1～2cm（中等量），>2cm（大量）。需注意心包积液与心包脂肪垫、胸腔积液的鉴别（图 2-25）。

2. 气胸　张力性气胸是胸部损伤患者致死性并发症之一，肺超声用于气胸的诊断是床旁超声里程碑式的进展，详见第三章第二节。气胸在 M 超表现如图 2-26。

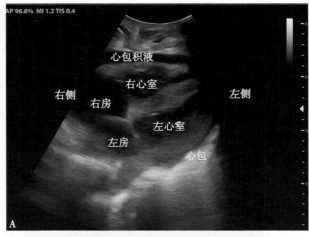

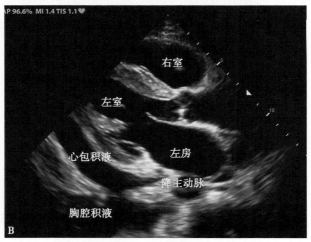

图 2-25　心包积液超声图像

A．剑突下四腔心切面；B．胸骨旁长轴切面，注意与胸腔积液鉴别

3．血胸　血胸常见于严重胸部损伤患者，超声可探查有无胸腔积血，还可辅助胸腔积血的引流。胸腔积液（积血）在超声下表现为无回声的液性暗区，肝样变的不

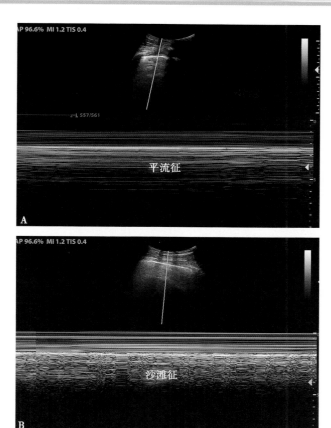

图 2-26　气胸 M 超表现
A. 气胸超声征象平流征；B. 正常肺超声征象沙滩征

张肺组织，部分胸腔积液可见条索样高亮的回声影，与不同性质液体有关（图 2-27）。

4. 肺挫伤　肺挫伤可表现为肺组织表面不同程度、不均质的渗出，肺超声检查可见肺部渗出的征象，包括 B 线及胸膜下小的肺不张。肺挫伤超声下可见不规则 B 线，依挫伤程度见胸膜下不完全膨胀的肺组织（图 2-28）。

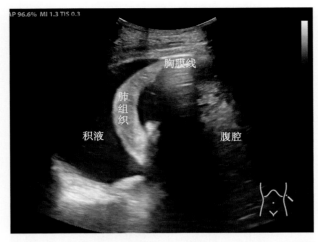

图 2-27 胸腔积液,边界清晰的液性暗区,可见受压呈条索样的肝样变肺组织

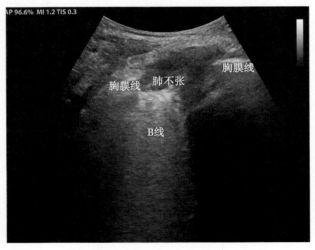

图 2-28 肺挫伤超声图像,可见 B 线,胸膜连续性中断,胸膜线肺不张表现

5. 肋骨（胸骨）骨折　肋骨（胸骨）骨折,超声检查可见骨皮质高回声带连续中断,骨折端周围软组织低回声影（图 2-29）。

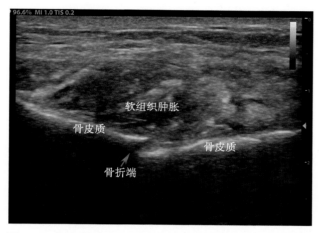

图 2-29　骨折超声征象,可见骨皮质连续性中断,骨折端附近软组织肿胀

（三）颅脑损伤

1. 中线偏移　仅适用透声窗良好的脑外伤患者,经颞窗获取适当的切面,测量两侧颅骨到中线的距离。对去骨瓣术后的患者,可直接经去骨瓣窗口观测中线是否偏移（图 2-30）。

2. 颅内血肿　仅适用透声窗良好的脑外伤患者,对去骨瓣术后患者可经去骨瓣窗口探查。颅内血肿在急性期成呈边界清晰的高回声团块影,随血肿时间的延长,周围呈低回声的水肿带。需注意,颅骨完整患者的颅脑二维图像结构分辨率受患者影响,不一定能清晰辨认异常的超声表现（图 2-31）。

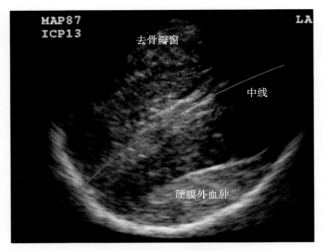

图 2-30　中线偏移，硬膜外血肿

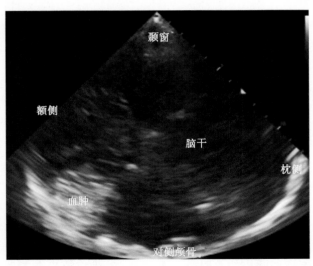

图 2-31　硬膜下血肿（未开颅患者），高亮回声团块影及血肿区

3．颅高压　超声无创评估颅高压包括两种方式。一是测量视神经鞘直径，结合视乳头水肿表现，筛查有无急性的颅高压。其机制是视神经鞘膜腔与颅腔延续，急性颅内压增高时脑脊液外排，当回吸收不足代偿时，鞘膜腔增宽。通常在眼球后方3mm处测量视神经鞘直径，以5mm为上限值，筛查有无颅压大于20mmHg。另外还可以通过测量两侧大脑中动脉的多普勒血流参数搏动指数（pulse index，PI）评估颅内压。PI高提示颅内高压，可能机制是颅压增高，脑血流灌注阻力增加，反映待测血管远端灌注阻力的PI随颅压增高而增加。目前对于应用PI评估颅内压大小尚存在争议，但PI可作为动态指标反映颅内压增高的趋势（图2-32）。

4．脑循环衰竭　脑循环衰竭可用于诊断脑死亡。颅脑多普勒超声探测的颅底大动脉血流频谱表现为舒张期无血流或反向血流，预示该患者神经功能预后差，脑死亡结局可能（图2-33）。

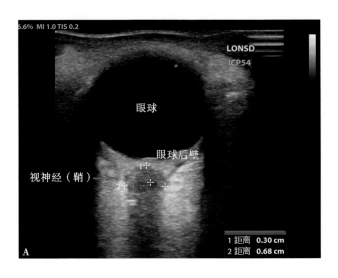

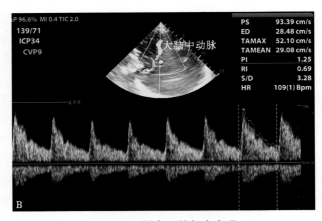

图 2-32 颅高压的超声表现

A. 视神经鞘增宽；B. 大脑中动脉多普勒参数 PI 增大（正常范围 0.6～1.1）

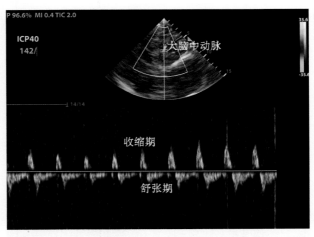

图 2-33 脑死亡波形，收缩期钉子波，舒张期反向血流

（四）眼部损伤

1. 球内出血或异物 眼部超声检查适用颜面部损伤所致眼睑水肿或眼球损伤，无法进行眼球及附属结构检查的患者。熟悉正常眼球解剖结构及其超声图像，即可快速发现眼球异常的超声表现，如球内出血或异物表现为球内异常回声的团块影（图 2-34）。

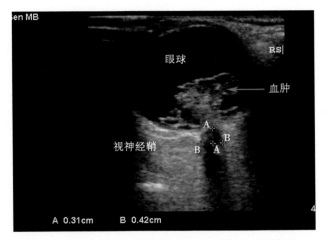

图 2-34　球内出血，眼球内见不规则高回声团块影

　　2．视网膜水肿（脱离）　眼球损伤的严重并发症之一为视网膜脱落，尤其对于无法进行视觉检查的昏迷患者，眼底损伤可能会被遗漏，通过超声可进行眼底筛查。视网膜脱离的超声表现为眼球后壁高亮回声带漂浮于球内。此外，还可进行颅高压的眼底筛查，表现为视乳头（视网膜）水肿。视网膜水肿在超声下可见眼球后壁内膜回声减低，与球壁高回声外膜可辨别（图 2-35）。

（五）其他

　　1．血管损伤　超声可用于创伤患者的受损或高危部位动静脉筛查，可评估有无深静脉血栓，局部肢体有无灌注等。静脉血栓超声下可见管腔内不规则中低回声团块影（图 2-36）。

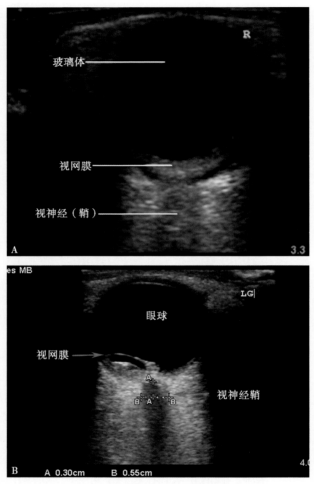

图 2-35　视网膜水肿和视网膜脱离超声图像

2. 骨折　超声可用于长骨骨折的筛查，在放射设备不便的条件如院外、灾难现场，或者是特殊的患者如妊娠妇女、儿童等，可以使用超声进行骨折的筛查。骨折的超声表现高回声骨皮质回声连续性的中断，骨折端周围软组织低回声影（图 2-37）

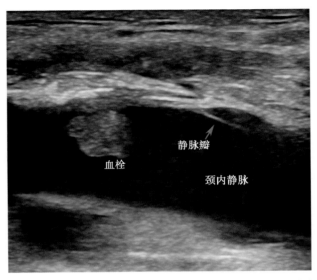

图 2-36　静脉血栓超声图像管腔内可见低回声团块影附着血管壁

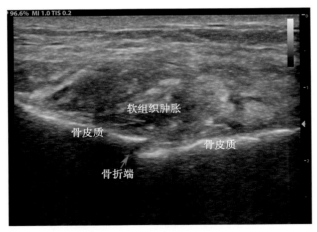

图 2-37　骨折超声图像可见骨皮质连续性中断,骨折端附近软组织肿胀

三、创伤超声快速评估的操作手法

床旁超声的应用简要可归纳为三步法：一是选择合适的超声探头，二是获取适当的超声图像，三是准确地解读图像，结合临床情况做出处理决策。针对创伤患者的超声应用，如 FAST 检查，选择穿透力强的低频凸阵或低频相控探头，可满足大部分需求。对于浅表的颈部、四肢或眼球需选用分辨率高的高频线阵探头。（图 2-38）。

1. 腹部

（1）肝肾间隙：探头纵切面（与躯体长轴平行）置于右侧腋中线 - 腋后线（第 7～10 肋区），探头指示点指向头侧，稍偏转探头（避开肋骨），将声束经由肋间隙穿透躯体，可见肝肾间隙（图 2-39）。

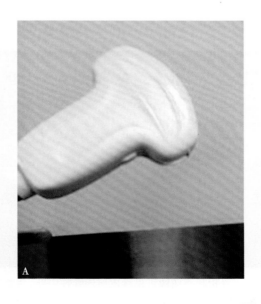

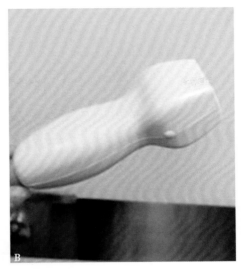

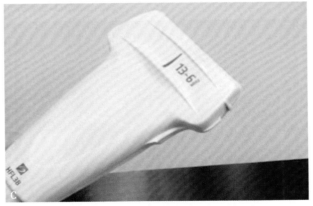

图 2-38 超声探头

A. 低频凸阵探头；B. 低频相控探头；C. 高频线阵探头

（2）脾肾间隙：探头纵切面（与躯体长轴平行）置于左侧腋中线 - 腋后线（第 8～11 肋区），探头指示点指向头侧，稍偏转探头（避开肋骨），将声束经由肋间隙穿透躯体，可见脾肾间隙（图 2-40）。

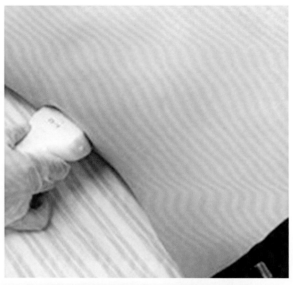

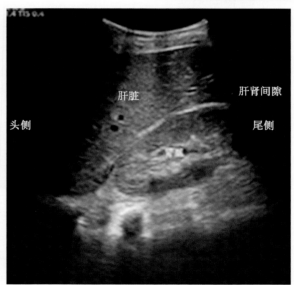

肝脏　　　肝肾间隙

头侧　　　尾侧

图 2-39　肝肾间隙操作图

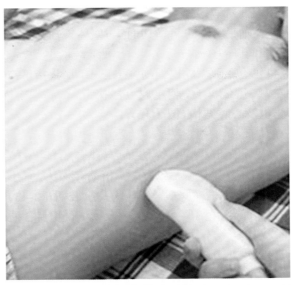

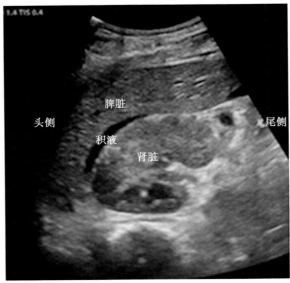

图 2-40　脾肾间隙操作图

（3）盆腔：探头置于耻骨联合上方，可纵切面探查（与躯体长轴平行），也可横切面（与躯体长轴垂直）探查，可见盆腔间隙（图 2-41）。

（4）心包腔：探头置于剑突下正中，探头指示点指向患者左侧，压低探头，朝左肩方向探查，调整探查深度，可见心包及心腔结构（图 2-42）。

2. 胸部

（1）胸腔：低频探头纵切面（与躯体长轴平行）置于侧肺底部，腋中线 - 腋后线区域，稍偏转探头，置于肋间隙，向头侧倾斜见横膈肌、侧肺底及胸腔（图 2-43）。可快速评估有无大量胸腔积液，有无大面积肺不张（肺实变）。

（2）肺：低频或高频探头置于两前胸壁锁骨中线，可纵切面探查（与躯体长轴平行），也可横切面探查（图 2-44）。观测胸膜线滑行是否存在，有无大量 B 线，判断有无气胸或肺水肿，详见第三章第二节。

（3）心脏：低频相控（凸阵）探头置于胸骨旁左侧 3～4 肋间，探头指示点指向患者右肩，调整探头见胸骨旁心脏长轴切面，在长轴基础上，顺时针旋转 90°，稍向心尖倾斜，可见胸骨旁短轴切面（图 2-45）。可目测估计左心、右心功能，及二尖瓣、主动脉瓣开闭情况等，详见第六章第二节。

（4）下腔静脉：低频相控（凸阵）探头置于剑突下腹部正中，稍向右、头侧偏斜，见肝脏，下腔静脉，右心入口（图 2-46A）；探头顺时针旋转 90°，见下腔静脉（短轴切面），腹主动脉等结构（图 2-46B）。

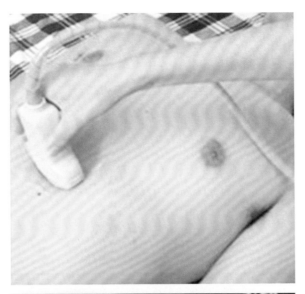

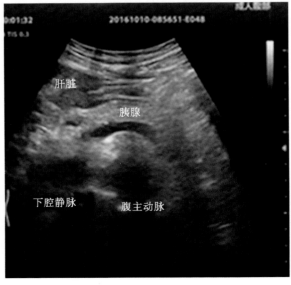

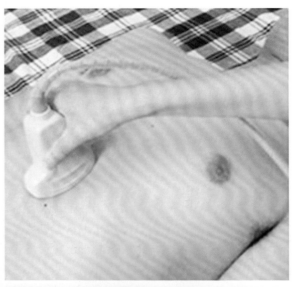

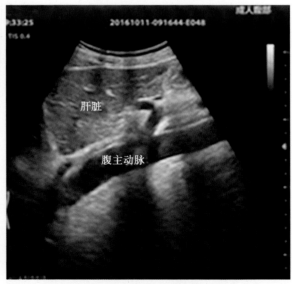

图 2-41　腹主动脉检查操作图

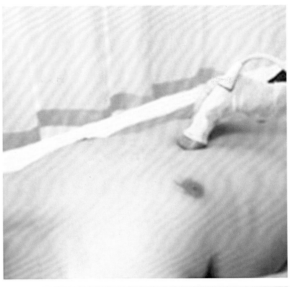

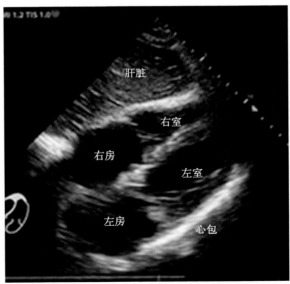

图 2-42　剑突下心包腔检查操作图

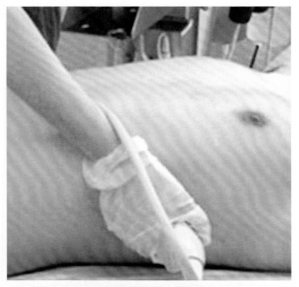

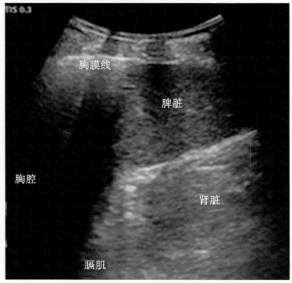

图 2-43　胸腔检查操作图

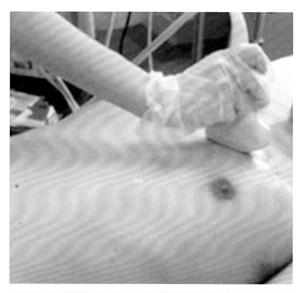

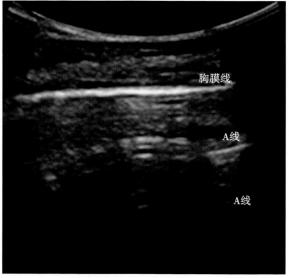

图 2-44　肺超声操作图示沿肋间隙横切面扫查

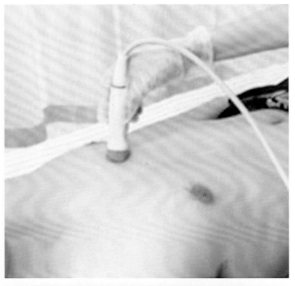

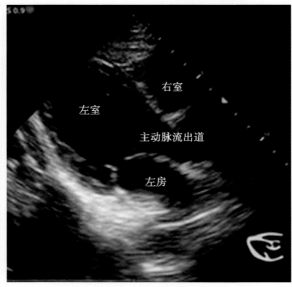

图 2-45　心脏胸骨旁长轴操作图

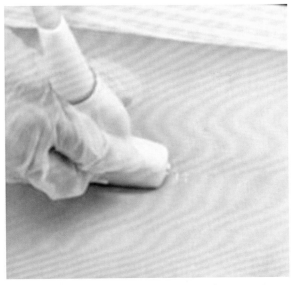

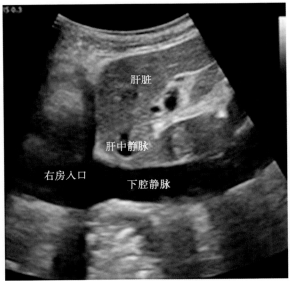

图 2-46　下腔静脉操作图

3.颅脑

（1）颅脑二维结构：低频相控探头置于颞侧（翼点附近）或去骨瓣窗口，探头指示点指向额面侧，调节探查深度，观测对侧颅骨回声，稍向额侧倾斜探头，见因脉络丛所致高回声影或侧脑室积液所致的低回声影（图2-47）。

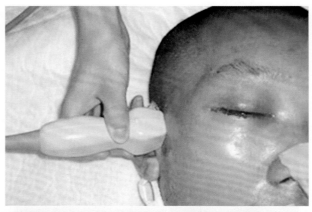

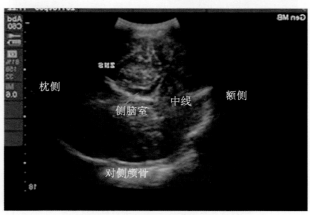

图2-47 颅脑超声操作图

（2）颅底血管：低频相控探头，内设经颅多普勒模式下，置于颞窗或去骨瓣窗口，联合彩色多普勒模式，探查颅底大血管。经颞窗可探测两侧前循环颅底大动脉，如大脑中动脉、大脑前动脉、大脑后动脉；熟悉颅底血管解剖结构，在颞窗探查深度 4～6cm 处朝向探头红色血流束即大脑中动脉（图 2-48）。

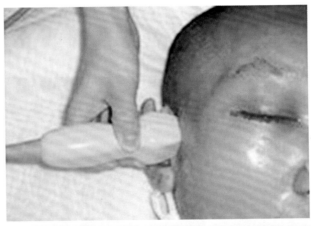

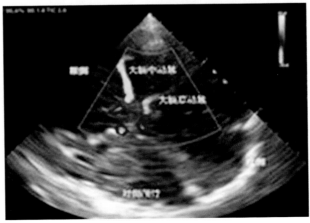

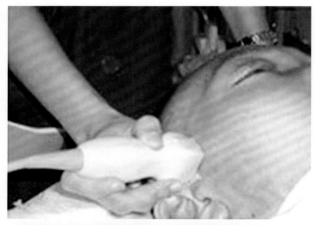

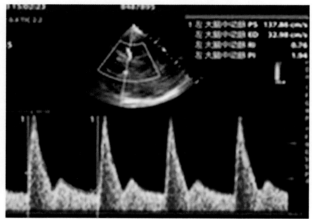

图 2-48　颅底血管探查操作图

4. 眼部

（1）眼球及附属结构：高频线阵探头，降低声功率，避免球内晶状体损伤。嘱患者闭合眼睑，防止超声耦合剂侵入眼内；调节适当深浅（图 2-49）。可观测球内有无出血、异物,有无视网膜脱落、剥离,有无颅高压表现,如视网膜(视乳头)水肿,视神经鞘增宽等。

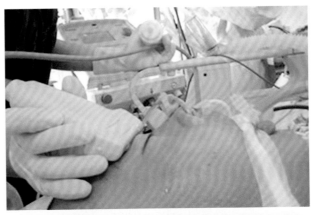

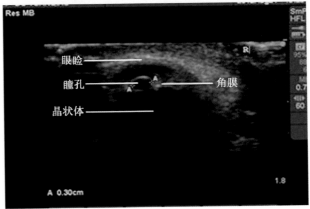

图 2-49 眼部超声检查操作图

(2)视神经(鞘):高频线阵探头轴位横切或轴位纵切,置于闭合眼睑上方,稍向鼻翼倾斜,见球后低回声结构(图 2-50),测量后球 3mm 处视神经鞘直径可用于筛查有无高颅压。

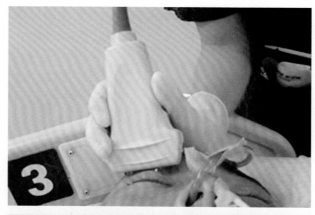

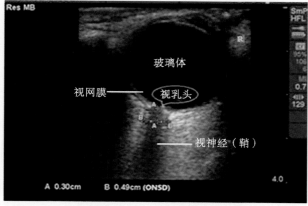

图 2-50　视神经超声操作图

5. 颈部　高频探头横切面（与躯体长轴垂直），置于颈部正中，从锁骨至下颌，平移扫查器官前壁；稍朝左移，可见气道、食管、颈部血管图像（图 2-51）。

6. 四肢　高频阵探头可沿血管走行，横切或纵切进行四肢血管筛查，检查有无血栓，联合彩色多普勒超声，评估有无灌注（图 2-52）。在四肢长骨可疑骨折处进行超声探查，可观测有无皮质中断或软组织肿胀等骨折征象。

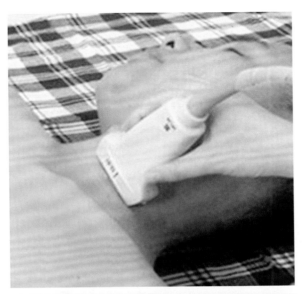

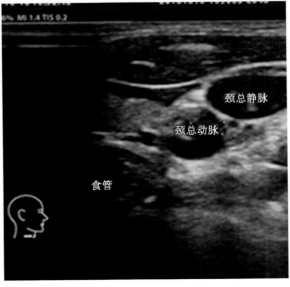

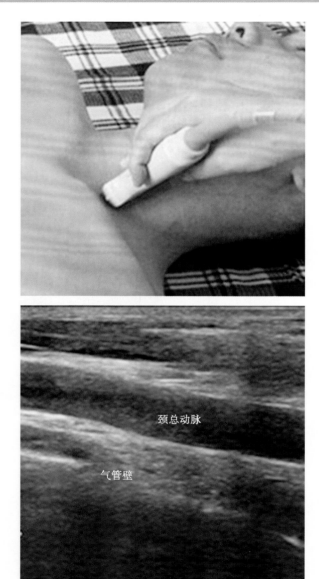

图 2-51　颈部检查操作图

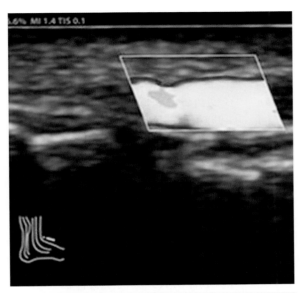

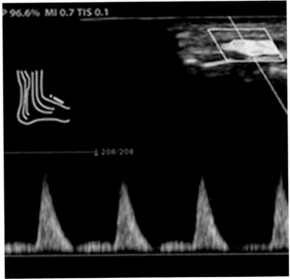

图 2-52　足背动脉多普勒超声图

第三节 床旁超声在创伤快速 评估中的应用方案

床旁超声在创伤患者中的应用经历一系列发展演变的过程。最初,针对创伤患者有无腹腔游离积液(积血)的 FAST 检查,是在血流动力学不稳定的腹部钝性伤患者中替代了诊断性腹腔灌洗,FAST 检查阳性即有手术指征。此后,在 FAST 检查的基础上增加了血胸、气胸的评估,也称为 e-FAST 检查。还有结合心脏、大血管的超声检查,提出针对创伤休克患者的超声评估 BEAT 方案,通过对血容量、心脏泵功能、心包积液的评估,可以指导创伤患者的复苏治疗。随着超声在创伤患者中的应用不断拓展,完全可以进行从头到脚的全身评估。

一、FAST 检查

FAST 检查是针对腹部损伤患者有无腹腔、盆腔及心包腔出血的快速筛查。腹腔游离液体的特性是容易积聚在由腹膜反折和系膜附着处形成的独立的腹膜间隙内。当患者处于仰卧位时,腹腔的形状刚好形成三个下垂的区域,即肝肾间隙、脾肾间隙、盆腔。FAST 检查的步骤:①右上腹,肝肾间隙;②左上腹,脾肾间隙;③耻骨上方,盆腔;④剑突下,心包腔。针对创伤患者的超声图像解读需小心谨慎,虽然超声对液体很敏感,FAST 检查阳性具有很高的可信度,但由于超声操作者的差异性,对于 FAST 检查的阴性结果需反复确认,或者需要结合其他影像学检查手段如 CT 进行确认。FAST 检查在腹部钝性伤患者中的应用流程(图 2-53):对于腹部钝性伤患者,血流动力学不稳定,如有腹腔出血,超声下可见无回声液性暗区,即为 FAST 检查阳性,需要直接进行手术；如果 FAST 检查阴性，需要 CT 的进一步检查。血流动力学稳定的腹部钝性伤患者，FAST 阳性需进一步 CT 检查，FAST 阴性，因敏感性特异性低，仍需要 CT 检查，后续还可以进行动态的 FAST 评估。对于腹部穿透伤患者，FAST 不及 CT 可靠，可作为初步筛查的工具。

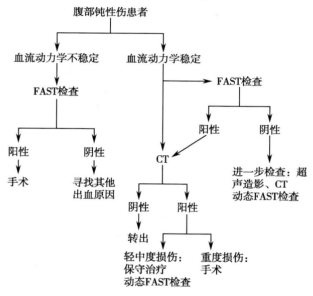

图 2-53　FAST 检查在腹部钝性伤患者中的应用流程

二、e-FAST 检查

e-FAST 检查是在 FAST 检查基础上，增加了气胸、血胸的筛查。e-FAST 检查操作步骤：① FAST 检查；②两侧胸腔，筛查血胸；③两侧前胸壁，筛查气胸。e-FAST 检查可快速评估创伤患者呼吸困难的病因。对于血流动力学不稳定患者，在不宜搬动等 CT 检查条件不具备时，床旁超声的快速筛查胸腹腔和心包腔，有助于快速提供有效的信息，及时手术。对于血流动力学稳定的患者，动态床旁超声监测，可以及时发现病情变化，及时采取干预措施。

三、BEAT方案

BEAT方案是指联合心肺大血管超声对创伤休克患者的超声评估，包括评估血容量状态、心泵功能，监测循环状态，指导液体复苏。BEAT方案的操作步骤：①胸骨旁长轴切面，评估左心功能；②两侧胸腔＋心包腔，筛查胸腔（心包腔）积液；③心尖四腔心切面，观测左右心比例，评估右心功能；④剑突下切面，下腔静脉直径及呼吸变异度，评估容量状态及液体反应性。通过BEAT方案，可明确创伤休克病因，是否需要补液及补液是否获益等。

四、其他

虽然超声不及CT敏感，但对于严重创伤患者，在不宜搬动或无CT检查条件时，超声或可进行有效的全身筛查。针对颅脑创伤患者，可通过视神经鞘直径筛查有无颅高压；通过颅脑二维超声筛查有无颅内血肿、中线偏移；通过多普勒超声筛查颅内循环是否衰竭。对眼部损伤尤其是昏迷的患者，床旁超声可快速筛查有无眼球破裂、出血、异物，有无视网膜脱离、水肿等情况。超声可以探查血管，明确有无血管损伤、血栓形成等。

超声还可以引导各种有创操作，包括动静脉穿刺置管，提高操作的成功率和速度，尤其适合于紧急抢救的情况。对胸腹腔和心包腔的积液，超声能够精确地引导穿刺引流，增加操作的安全性。也可以用于软组织中异物的定位和取出，协助气管导管和鼻饲管的定位等。

（高玉芝　张　茂　何新华）

参 考 文 献

1. 徐少文,张茂,干建新. 重视超声在严重创伤救治中的应用. 中华急诊医学杂志, 2010, 19(5): 459-461.

2. Ract C, Le Moigno S, Bruder N, et al. Transcranial Doppler ultrasound goal-directed therapy for the early management of severe traumatic brain injury. Intensive Care Medicine, 2007, 33(4): 645-651.

3. Gunst M, Sperry J, Ghaemmaghami V, et al. Bedside echocardiographic assessment for trauma/critical care: the BEAT exam. J Am Coll Surg, 2008, 207(3): e1-e3.

4. Körner M, Krötz MM, Degenhart C, et al. Current Role of Emergency US in Patients with Major Trauma. RadioGraphics, 2008, 28(1): 225-242.

5. Kam C, Lai C, Lam S, et al. What are the ten new commandments in severe polytrauma management? World J Emerg Med, 2010, 1(2): 85-92.

6. Matsushima K, Frankel H L. Beyond focused assessment with sonography for trauma. Current Opinion in Critical Care, 2011, 17(6): 606-612.

7. 张茂,干建新. 关注超声在胸腹部创伤救治中的价值. 中华创伤杂志, 2012, 28(11): 969-972.

8. Williams S R, Perera P, Gharahbaghian L. The FAST and E-FAST in 2013: Trauma Ultrasonography. Critical Care Clinics, 2014, 30(1): 119-150.

9. Wongwaisayawan S, Suwannanon R, Prachanukool T, et al. Trauma Ultrasound. Ultrasound Med Biol, 2015, 41(10): 2543-2561.

10. Okeeffe M, Clark S, Khosa F, et al. Imaging Protocols for Trauma Patients: Trauma Series, Extended Focused Assessment With Sonography for Trauma, and Selective and Whole-body Computed Tomography. Semin Roentgenol, 2016, 51(3): 130-142.

11. Bouzat P, Oddo M, Payen J. Transcranial Doppler after traumatic brain injury. Current Opinion in Critical Care, 2014, 20(2): 153-160.

第三章

床旁超声在急性呼吸困难中的临床应用

第一节 概 述

呼吸困难的病因众多,主要包括:肺源性、心源性、神经精神性、血源性及中毒性。而其中心肺疾患所致的呼吸困难占到了绝大多数。呼吸困难是急诊科常见的急危重症主诉之一,有研究显示在美国每年约有 1.15 亿主诉为呼吸困难的急诊就诊患者,占所有急诊患者的 3.5%。而主诉咳嗽、胸部不适等呼吸困难相关症状的患者更是高达 7.6%。引起呼吸困难的病因有多种,而重症患者如不及时救治可在数分钟至数小时内死亡。呼吸困难救治的关键是临床医师能及时准确地评估患者情况,根据初步诊断,立即采取相应的诊治措施。因此快速识别病因十分重要。

目前针对病因的传统检测手段主要包括生物标志物、超声心动图和放射影像学检查。其中影像学辅助检查是诊断急性呼吸困难的主要手段,其中 X 线摄影是最常用的方法,它对骨骼系统病变具有很高的诊断价值,但对软组织、内脏的价值很有限,敏感性较低。电子计算机体层成像(computed tomography,CT)无疑是全身大部分脏器检查的"金标准",在急危重症患者的救治显示出巨大的作用。但 CT 检查不能床旁开展,检查需要耗费一定时间,并在危重患者转运和检查过程中存在潜在的风险;此外 X 线和 CT 检查都有射线暴露,反复检查可能导致的累积辐射效应也限制了患者的动态观察和疗效评估。因此,临床迫切需要一种无创、快速、可重复的床旁检查手段。床旁超声就是在这种环境下应运而生的。

床旁超声检查能涵盖全身大部分脏器和部位,具有床旁实时成像、方便、有效、无创、无射线的优点,不但能诊断疾病还能引导各种介入操作,对急危重症患者的救治具有重要价值。与传统的 X 线片、CT 及超声科医师完成的超声检查相比,该技术具有简单、快速、方便、准确性高的明显优势,且技术掌握过程不复杂,应当成为本学科的常规技术而得到普遍掌握。

随着超声影像技术的发展,特别是肺部超声的研究,使床旁超声作为急性呼吸困难的诊断工具成为可能。传统观念认为:超声波无法穿透充满气体的肺脏,肺部一直被认为是超声禁区,也是超声专科医师不曾涉及的领域。近年研究表明,肺超声不只局限于胸腔积液,还可以对危重患者很多的胸部问题进行诊断,有专家甚至认为胸部超声可以代替 ICU 危重患者日常的胸部 X 线检查。原因在于受损肺脏的肺泡和间质充气、含水量的改变产生一些特征性超声影像及伪影,这些特征性超声影像及伪影与普通 X 线对比,对心肺疾病诊断具有更加良好的敏感性和特异性。由急诊医师操作的急危重症超声是重点的有范围限制的目标导向性检查,因而并不是传统超声的低级模仿,它们通常局限在判断某一重要征象存在与否,对某些重症患者可直接影响临床决策。

目前,多种因素在推动着急危重症床旁超声的发展,其中包括临床医师对超声能提供重要信息的认识增加、危重症患者临床救治对及时获得超声影像的需求、超声专科医师随时床旁检查的资源受限以及超声技术的进步和相关学会对急危重症超声的推动等。在临床实践中,不同熟练程度的急重症医生操作床旁超声时,其诊断效果会存在一定差异及诊断偏倚,笔者希望通过本手册的相关规范技能及流程培训能够减少此类差异,同时展示并不复杂的技术掌握过程,为初学者提供信心和可供随时查阅的实用手册。

第二节 肺部常见超声影像的临床意义及操作手法

一、正常肺部超声影像

正常充气的肺,唯一能被检测到的组织便是胸膜,在肋骨线深面约 0.5cm 处,可见一条随呼吸运动来回滑动的高回声线,称为"胸膜线"。胸膜线随着呼吸进行同步运动,这种动态水平运动称作肺滑动。M 型超声下胸膜线上的平行线代表相对固定不动的胸壁,其下沙粒状图像代表正常的肺实质,为肺正常动态征象,即"沙滩征"。胸膜线与相邻肋骨构成蝙蝠样图像称"蝙蝠征"。因胸膜 - 肺界面声阻抗差异产生多重反射而形成的水平伪像,超声下呈一系列与胸膜线平行的线状高回声,位于胸膜线下方,彼此间距相等,其强度依次递减,称之为"A 线"。正常肺组织至少可以见到 3 条以上 A 线。因此,正常肺的声像图特征就是"滑动征"和"A 线"(图 3-1)。此外,B线为超声波遇到肺泡气 - 液界面产生的反射所形成的伪像,超声下表现为一系列起源于胸膜线并与之垂直、呈放射状发散至肺野深部、并直达扫描屏幕边缘的线样高回声,正常人通常看不到 B 线,部分正常人膈肌上方最后一肋间隙可探及少于 3 条 B 线(图 3-2)。

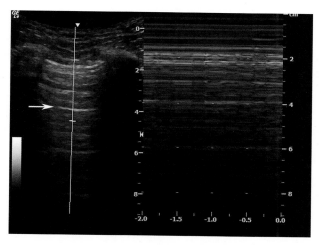

图 3-1 正常肺部超声征象

可见肋骨、胸膜线及 A 线，箭头所指为 A 线，其与胸膜平行等间距逐渐减弱，右图为 M 超下"沙滩征"

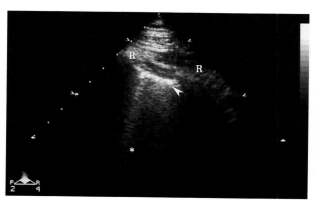

图 3-2 正常肺超声图像

R：肋骨声影；白色箭头：胸膜线；*：B 线

二、常见肺部异常征象

1．胸膜腔无回声区　脏、壁层胸膜分离，其间出现无回声区。超声能检测到的最少液体量为 20ml，敏感性高于胸部 X 线（图 3-3）。

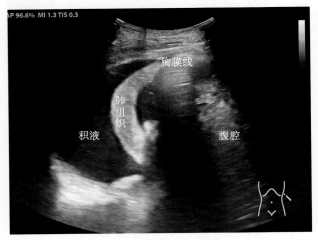

图 3-3　胸腔积液超声图像

2．胸膜滑动征消失　M 型超声下因肺滑动消失而导致"沙滩征"被"条码征"取代，即 M 型超声实时观察下显示为数条平行的水平线，意味着胸膜线及以下部位无任何移动（图 3-4），多见于气胸患者，单纯胸膜滑动征消失还可见于呼吸暂停、肺不张、右主支气管插管或胸膜粘连患者。

3．胸膜改变　肺部炎症还可引发胸膜改变，表现为胸膜增厚、不光滑或呈锯齿状改变（图 3-5）。

4．肺点　即"沙滩征"与"条码征"的交点（图 3-6），提示气胸诊断。

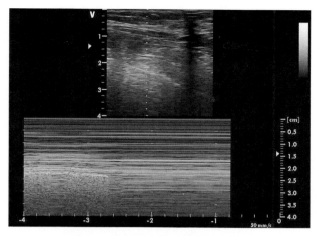

图 3-4 条码征及箭头所示的"肺点"

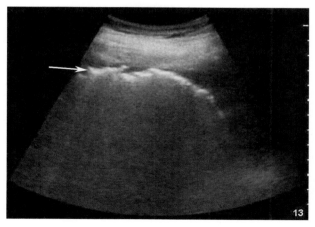

图 3-5 胸膜增厚、不光滑或呈锯齿状改变

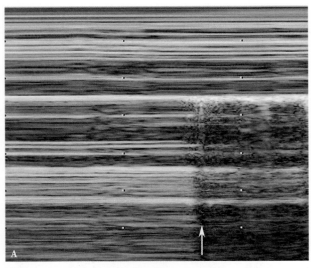

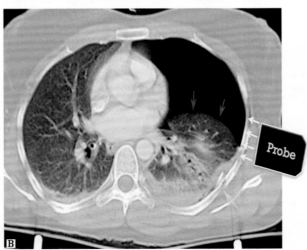

图 3-6　肺点

A. 箭头所示的"肺点"；B. 探查肺点超声探头位置

5. 肝样变、碎片征　当肺部含气量进一步降低致肺实变时，声像可表现为一个与肝脏和脾脏回声类似的实体组织。肺实变是一个进展性的结果，肺栓塞，肺内癌症转移，压迫或阻塞性肺不张和肺挫伤均能导致这种结果，以肺炎多见。大片肺实变时，实变肺组织呈现类似肝实质样软组织回声（图 3-7）。小片肺实变表现为不规则的碎片状强回声，即"碎片征"（图 3-8）。研究显示超声对厚度大于 20mm 的肺实变检测阳性率较高，其总体敏感性和特异性分别为 90% 和 98%。

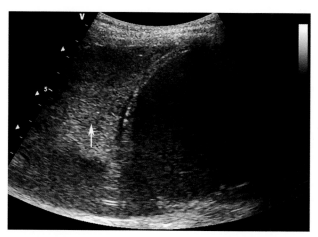

图 3-7　肺实变：箭头示肺组织呈软组织回声改变

6. 胸膜下低回声结节　其可能的机制为外周肺组织缺血，可见于肺栓塞或间质性肺炎患者。

7. 肺火箭征　超声在气体和水的界面上产生强烈的混响（声束在体内形成多次反射），表现为 B 线（图 3-9）。一个超声视野出现≥3 根火箭样发射的 B 线，称为"肺火箭征"。B 线间距为 7mm 时，多见于小叶间隔增厚，提示间质性肺水肿。B 线间距≤3mm 时，符合 CT 检查见到的毛玻璃样变区，表征肺泡性肺水肿。

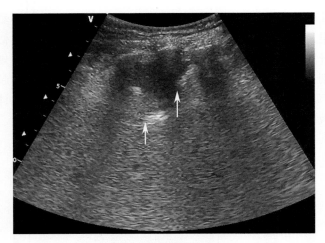

图 3-8　小片肺实变

箭头示肺组织呈碎片样改变

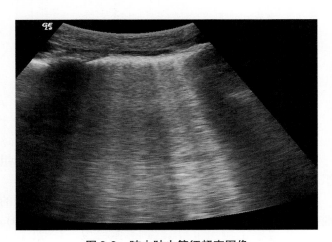

图 3-9　肺水肿火箭征超声图像

B 线代替 A 线，起于胸膜与胸膜垂直呈激光状高回声延伸至远场

8. 肋骨连续性改变　肋骨骨皮质连续性中断,见于肋骨骨折(图 3-10)。

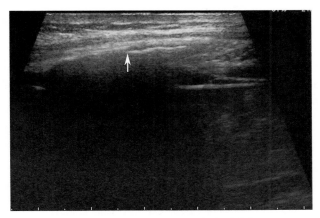

图 3-10　箭头所示处为肋骨皮质中断

三、急性呼吸困难常见病因的超声影像特点

1. 肺水肿　急性肺水肿时可见多条与胸膜表面垂直的大 B 线及火箭征,为双侧对称性。

2. 肺炎　可出现肺实变征象即肝样变、碎片征、胸腔无回声区,还可出现胸膜改变和胸膜下结节。有研究认为,炎症性肺实变在不同阶段,肺超声上表现不同,初期表现累及胸膜,胸膜下结节,合并融合 B 线征象,进展期可出现碎片征,在实变区内,可以看到高回声点状影像,具有吸气增强的特点,称为"支气管气象",也称"空气支气管征",进而出现肝样变肺组织(图 3-11)。

3. 气胸　1987 年 Wernecke 等最早描述气胸的超声征象,气胸时由于脏层胸膜和壁层胸膜之间的气体阻碍超声波的进入,无法观察到活动的肺组织即"肺滑行"和"彗尾样伪影"消失,应用这 2 个指标的阴性预测值都达

100%。Lichtenstein 等发现气胸患者的胸壁上存在特定的部位,该部位气胸征象("肺滑行"消失合并出现"水平伪影")与排除气胸的征象("肺滑行"或"彗尾样伪影")交替出现,称为"肺点(lung point)"。其诊断的特异性为 100%,其研究结果发表在 *Chest*。我国急诊医师张茂等 2011 年发表于 *Chest* 的 Diagnosis of Pneumothorax by Radiography and Ultrasonography,通过 meta 分析进一步充分肯定了肺部超声在气胸诊治的临床应用价值。综上所述,气胸超声征象可概括为肺滑动征及肺搏动消失伴 A 线,M 型超声下可见条码征。肺点则为局灶性气胸的特异性征象。

4.肺栓塞　急性肺栓塞常用的影像学方法有通气-灌注放射性核素显像、螺旋 CT 等,但肺血管造影仍是诊断的"金标准"。而对于一些表现为顽固性低氧血症、低血压休克的危重患者往往不能耐受转运,而限制了肺血管造影检查。床旁超声检查避免了患者的搬运,在这类疑似患者的初筛中显示出巨大的作用。床旁心脏彩超诊断肺栓塞主要依赖间接征象,主要包括右室增大,肺动脉增宽和肺动脉压升高,且能早期对肺栓塞进行干预的影像信息。肺栓塞右室压力增加时,右室室壁向外突出导致右室体积看起来和左室相当或大于左室。因此,在特定临床状态下,探及扩张僵硬的右室并通过三尖瓣反流估测肺动脉压大于 60mmHg 时,可以提供肺栓塞进行溶栓治疗的证据。具体超声影像为右室扩大、室间隔左移、肺动脉压升高、胸膜下结节(图 3-12)。在已有的一些研究中,虽然超声诊断肺栓塞的特异性、敏感性因操作者经验及手法不同有较大的差异,但总体而言,超声对肺栓塞的诊断价值已得到了越来越多的急重症医生的关注。

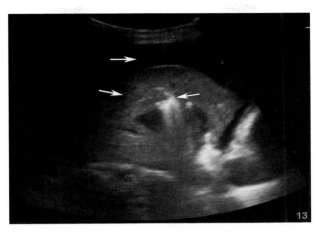

图 3-11　肺组织实变后其回声近似于肝脏回声，其内可见高回声的充气支气管影（右侧箭头）

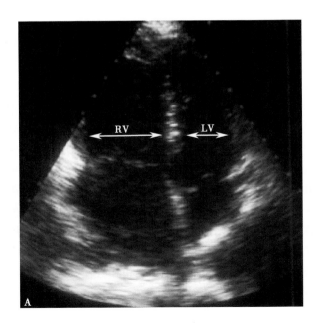

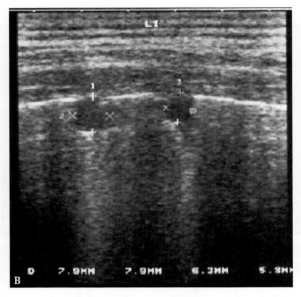

图 3-12　肺栓塞可见右心室显著增大（A），大于左室及胸膜下结节（低回声）（B）

四、肺部超声操作方法

肺部超声检查可使用如相控型（心脏），凸型（腹部），微凸型和线型（血管）探头等多种探头。高频探头可作为气胸评估的首选。相控型探头因其低频率可观察到更深部的情况，可用于胸腔积液的检测，但它在检测气胸和胸膜间隙病变时有一定局限。在紧急情况下或进行FAST评估时可统一使用凸型探头。肺实变也能通过各种探头实现可视化，小的肺实变中，线型探头比相控型探头探测更有优势，而大的肺实变，线型探头则不适于精确检测它的边界，反而微凸型和相控型效果更佳。探测深度往往也因人而异：宽胸廓、大肌肉和肥胖患者需要深度更大，而身材瘦长患者和儿童深度则相对较小。

深度根据检查目的也应作出相应的调整：若是在检查有无气胸时，深度应降低，以更好地看到胸膜线和评估肺滑行存在与否；若是在检查胸腔积液，深度应加大，以更好地看到肋膈角。

肺部超声对整个胸部进行扫描时，只需把探头置于肋间隙，沿着肋间隙扫描即可，探头也可纵向、垂直于肋骨或倾斜地放置。纵向放置探头检查时能看到所谓的"蝙蝠征"，上下肋骨影是"蝙蝠的翅膀"，更深一点的胸膜线是"蝙蝠背"（图3-13）。倾斜放置探头时能够在避免肋骨影的情况下最大化的看到胸膜线。通常前胸部扫描体位是仰卧位，侧胸部也可以在半卧位进行检查（左侧卧位扫描右腋线，右侧卧位扫描左腋线），而扫描后胸部的理想体位是患者坐位，背部朝向检查医师（图3-14）。实际上，肺部异常分布不会随着体位改变而变换的非常迅速，因此肺部超声可以在任何体位进行（仰卧位、侧卧

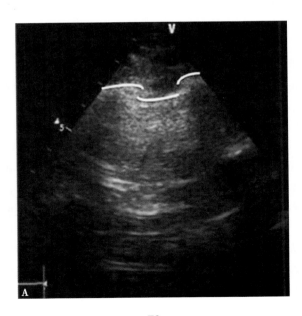

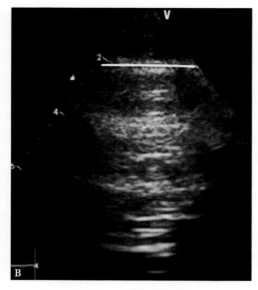

图 3-13　肺超声扫描

A．纵向肺扫描：上肋、胸膜线和下肋组成类似蝙蝠的图像；

B．倾斜肺扫描：胸膜线不被肋骨影打断，显示为一个水平线

位、俯卧位）。对于危重患者不必特别要求体位，无法活动翻身的患者可略抬高患者的同侧身体，尽可能向背部扫查，此时可观察到少量胸腔积液和小片实变区。在紧急状况下通常可采取 8 区扫描法，即扫描每一侧的 4 个胸部区域（图 3-15）：区域 1 和 2 分别表示上前胸和下前胸，而区域 3 和 4 分别表示上侧胸和基底侧胸部。在慢性患者中，有足够的时间可以进行更全面的扫描，包括前胸部，侧胸部以及后胸部。超声扫描的顺序是逐步从左右半胸的前侧部开始，从第 2 到第 4（右侧第 5）肋间隙，从胸骨旁线到腋中线；后胸部沿着椎旁线从肩胛线到腋后线。扫描时要注意两侧肋膈角部位，因为这些区域恰是胸腔积液最易被检查到的部位。

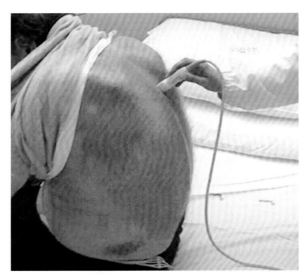

图 3-14 后胸部超声检查

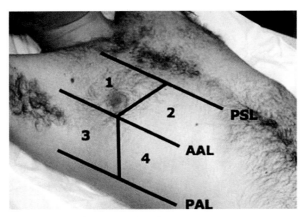

图 3-15 八区扫描法（图片引自 Andrew S，Keith A，Tomas V.Emergencythoracic ultrasoundin thedifferentiation of the etiology of shortness of breath（ETUDES）：sonographic B-lines andN-terminal pro-braintypenatriuretic peptideindiagnosing congestive heart failure.AcadEmerg Med，2009，16（3）：201-210.）

PSL：胸骨旁线；AAL：腋前线；PAL：腋后线

第三节 床旁超声应用于急性
呼吸困难中的临床流程

近年来出现的床旁超声技术已广泛应用于急性呼吸困难病因的鉴别诊断，已成为急诊科医师手中新的利器——被称为可视的听诊器。现国外文献已发表多种呼吸困难超声诊断流程，有的操作手法相对复杂，有的仅仅针对某一特定呼吸困难病因如急性肺水肿、气胸等，国内尚无统一的急性呼吸困难超声诊断流程。现具体介绍如下：

一、BLUE 草案

2008 年 Lichtenstein 和 Meziere 率先针对急性呼吸衰竭患者制定了 BLUE 草案并发表于 *Chest*（图 3-16）。其主要检查区域包括，上蓝点：左手第三、四掌指关节处；下蓝点：右手掌中心；膈肌线：右手小指的横线；PLAPS（posterolateral alveolar and/or pleural syndrome）点：下蓝点垂直向后与同侧腋后线的相交点（图 3-16）。检查步骤：第一步，两手并列放置（拇指叠加）于患者前胸部，左手小指位于锁骨下缘，手指尖达正中线位置，此时右手小指的位置指示为肺前下界（横膈线），腕关节通常位于腋前线，分隔前、侧壁；第二步，从腋前线扫查至腋后线（下界由横膈水平界定）；第三步，肺后部——PLAPS 点，即下 BLUE 点横行延长线与腋后线交叉处，通过 PLAPS 点，在肺脏完全充气状态下探查，探头位置略高于膈肌；第四步，患者侧卧位或坐位以充分扫查后胸壁。BLUE 草案的主要影像特征为（图 3-17）：A 表现：仰卧位或半坐位的患者前胸部主要表现为 A 线，如存在

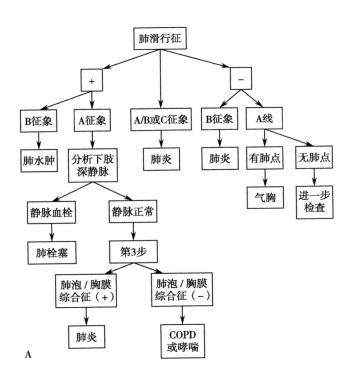

A

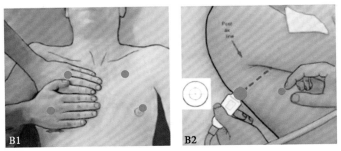

图 3-16　床旁肺部超声评估方案（BLUE 方案）

A. 流程；B. 定位

胸膜滑动多见于慢性阻塞性肺疾病、肺栓塞、后背部肺炎；如胸膜滑动消失多见于气胸。B 表现：仰卧位或半坐位的患者前胸部主要表现为 B 线，多见于心源性肺水肿，基本可除外慢性阻塞性肺疾病、肺栓塞及气胸。A/B 表现：左肺为 B 线，右肺为 A 线，通常见于肺炎。

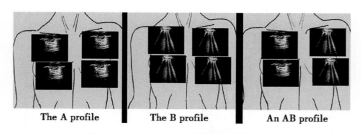

The A profile　　　The B profile　　　An AB profile

图 3-17　BLUE 草案的主要影像特征

二、ETUDES 方案

2009 年有学者提出利用肺部超声 B 线联合脑钠肽（brain natriuretic peptide，BNP）诊断急性心源性肺水肿的 ETUDES（emergency thoracic ultrasound in the differentiation of the etiology of shortness of breath）方案，该方案将双侧胸腔分为 8 个区域，记录各区域 B 线数目（见图 3-15），双侧胸壁出现 3 条以上 B 线的区域越多，心源性肺水肿可能性越大。如每侧胸壁有 3 个以上区域均有 3 条以上 B 线出现，则诊断心源性肺水肿可能性超过 90%（图 3-18）。

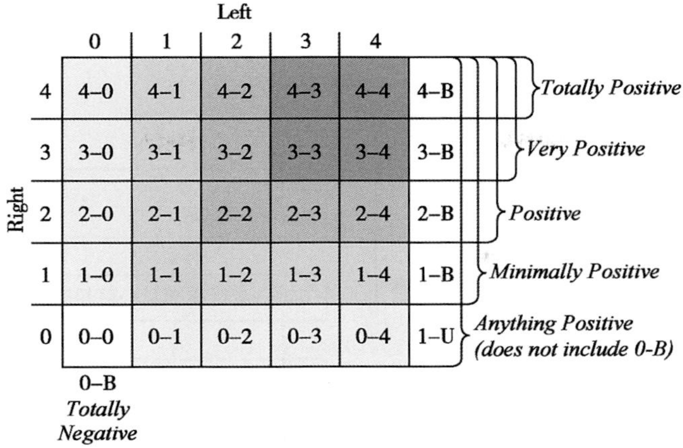

图 3-18　ETUDES 方案评估方法

4-B 指双侧胸壁（单侧各四个区域）所有区域均出现 3 条以上 B 线；3-B 指每侧胸壁（单侧各四个区域）至少有 3 个区域均出现 3 条以上 B 线；2-B 指每侧胸壁（单侧各四个区域）至少有 2 个区域均出现 3 条以上 B 线；1-B 指每侧胸壁（单侧各四个区域）至少有 1 个区域出现 3 条以上 B 线；0-B 指所有区域均未出现 3 条以上 B 线；1-U 指仅有单侧胸壁区域内出现 3 条以上 B 线

三、CCUS 流程

2015 年，用于早期诊断急性低氧性呼吸衰竭的 CCUS（critical care ultrasonography）超声诊断流程发表于 *Chest*，该草案主要评估 B 线区域、胸腔液性暗区、左心功能及下腔静脉状态（图 3-19）。根据综合表现判断引起急性低氧性呼吸衰竭的常见病因如肺炎、ARDS、心源性肺水肿等。

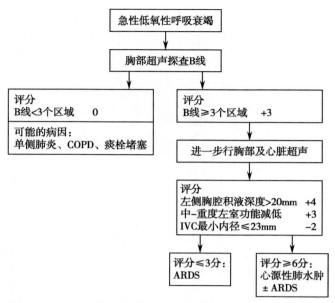

图 3-19 用于早期诊断急性低氧性呼吸衰竭的 CCUS 超声诊断流程图

四、国内简化呼吸困难超声诊断流程

目前国外流行的 3 种针对呼吸困难患者的超声诊断草案主要以超声影像思维为特点，以一个影像特征推断一种或多种疾病，步骤较为繁琐，且对超声操作手法要求相对较高，难以在床旁超声尚在起步阶段的国内急诊领域广泛开展。因此如何制定能在国内推广的急性呼吸困难超声诊断流程就显得尤为重要。近年来国内学者针对国外呼吸困难流程的优劣，结合急诊临床思维，分析一种疾病的多个超声影像，根据超声影像特点分层评估和诊断，制订了优化的急性呼吸困难超声诊断流程（图 3-20）：首先明确有无填塞性的呼吸困难（液、气胸，心包积液），其次区别心源性和肺源性呼吸困难，最后再进一步明确肺源性呼吸困难的原因。与国外的流程相比,该流程更加简洁、快速明确危及生命的病因且简单易学,适合急诊医师的工作性质及环境。

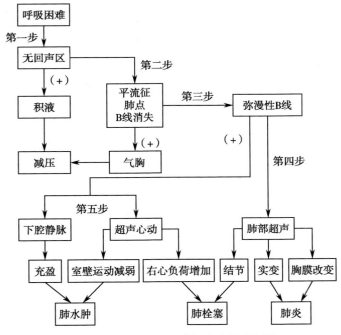

图 3-20　改良呼吸困难超声诊断流程图

综上所述,利用床旁超声对急性呼吸困难进行快速并逐步流程化已得到国外多数专家的认可,已初步在临床中应用,并具有较好的敏感性和特异性。有研究显示超声可以很好地检测 ICU 患者厚度大于 20mm 的肺实变,其总体敏感性 90%、特异性 98%。对于急性肺栓塞诊断的敏感性可达 85%,特异性达 83%。床旁超声对急性呼吸困难诊断的总体准确率可达 85%,而胸部 X 线的准确率仅有 52%。

（练　睿　李小刚　陈凤英）

参 考 文 献

1. Lichtenstein D，Meziere G，BidermanP，et al. The comet-tail artifact.An ultrasound sign of alveolar-interstitial syndrome.Am J Respir Crit Care Med，1997，156：1640-1646.

2. Lichtenstein D，Meziere G. A lung ultrasound sign allowing bedside distinction between pulmonary edema and COPD：the comet-tail artifact. Intensive Care Med，1998，24：1331-1334.

3. Picano E，Frassi F，Agricola E，et al. Ultrasound lung comets：a clinically useful sign of extravascular lung water. J Am Soc Echocardiogr，2006，19：356-363.

4. Agricola E，Bove T，Oppizzi M，et al. "Ultrasound comet-tail images"：a marker of pulmonary edema: a comparative study with wedge pressure and extravascular lung water. Chest，2005，127：1690-1695.

5. Fagenholz PJ，Gutman JA，Murray AF，et al. Chest ultrasonography for the diagnosis and monitoring of high-altitude pulmonary edema. Chest，2007，131：1013-1018.

6. Bedetti G，Gargani L，Corbisiero A，et al. Evaluation of ultrasound lung comets by hand-held echocardiography. Cardiovasc Ultrasound，2006，4：34.

7. Xiao-lei Liu，RuiLian，Yong-kang Tao，et al. Lung ultrasonography：an effective way to diagnose community-acquired pneumonia. Emerg Med J，2014，0：1-6.

8. Lichtenstein D，Mezière G. Relevance of lung ultrasound in the diagnosis of acute respiratory failure：the BLUE protocol. Chest，2008，134：117.

9. Sartori S，Tombesi P. Emerging roles for transthoracic ultrasonography in pulmonary diseases. World J Radiol，2010，2：203.

10. Copetti R，Soldati G，Copetti P. Chest sonography：a useful tool to differentiate acute cardiogenic pulmonary edema from acute

respiratory distress syndrome. Cardiovasc Ultrasound，2008，6：16.

11. Testa A，Soldati G，Copetti R，et al. Early recognition of the 2009 pandemic influenza A（H1N1）pneumonia by chest ultrasound. Crit Care，2012.16：R30.

12. 张山红，张洪波，刘笑雷，等. 床旁超声和胸部 X 线检查在重症肺炎诊断的临床对比观察. 中华急诊医学杂志，2014，23：1031-1035.

13. A. Peris，G. Zagli，F. Barbani，et al. The value of lung ultrasound monitoring in H1N1 acute respiratory distress syndrome. Anaesthesia，2010，65：294-297.

14. 刘笑雷，顾承东，王海峰，等. 老年脓毒症休克患者下腔静脉管径和呼吸变异指数与中心静脉压的关系. 中华老年医学杂志，2012，31：132-135.

15. Blaivas M，Lyon M，Duggal S. A prospective comparison of supine chest radiography and bedside ultrasound for the diagnosis of traumatic pneumothorax.Acad Emerg Med，2005，12：844.

16. Andrew S，Keith A，Tomas V.Emergency thoracic ultrasound in the differentiation of the etiology of shortness of breath（ETUDES）：sonographic B-lines and N-terminal pro-braintypenatriuretic peptide in diagnosing congestive heart failure.Acad Emerg Med，2009，16（3）：201-210.

第四章

床旁超声在休克容量评估中的
临床应用

第一节 概 述

不明原因低血压或休克是急诊室和重症监护室常见的急危重症，如何快速正确处理这些患者对急诊医师和ICU医师来说都是个很大挑战，首要的难点在于如何快速识别引起低血压或休克的病因，比如急性心脏压塞，需要紧急行心包穿刺解除压迫才能纠正血流动力学紊乱。此外，准确判断这类患者的容量状态及液体反应性也是救治成功的关键，液体复苏不足或过度复苏都会导致患者死亡率明显增加。

目前根据休克的发生机制通常将休克分为以下4种类型：①低血容量性休克：各种原因出血或体液丢失导致血容量减少；②分布性休克：最常见病因是脓毒症休克，炎症因子释放引起外周血管扩张导致血管内容量不足；③心源性休克：心脏泵衰竭导致心排出量下降，不能维持重要脏器血供，常见病因有心肌梗死、心肌病或瓣膜病急性加重；④梗阻性休克：常见病因为心脏压塞、大面积肺栓塞或张力性气胸。有研究报道最常见的休克类型是分布性休克，占66%（其中脓毒症休克占62%），其次为心源性休克（占17%）和低血容量性休克（占16%），梗阻性休克占2%。

如果不能早期识别这些休克患者并给予及时恰当的处理，其死亡率是非常高的，例如脓毒症休克患者，尽管早期目标导向治疗（EGDT）在临床已广泛应用，但死亡率仍在 30% 左右，而对于急性心肌梗死导致的心源性休克患者，死亡率则高达 40% 以上。尽管很多休克病因能通过病史、体检和辅助检查很快做出判断，但有些病因则比较隐匿，比如心包积液或肺栓塞引起的梗阻性休克，甚至有些时候心源性休克或分布性休克可以同时存在，给临床医师在诊断和治疗上造成很大困扰，而近年来出现的床旁超声技术在危重患者诊断和监测方面有很多的优势，正逐渐改变我们诊治危重患者的策略，成为急诊科和 ICU 医师手中的有利武器。

床旁超声能够通过测量下腔静脉（IVC）的内径及呼吸变异度来判断容量状态，而且能快速筛查是否存在腹主动脉瘤。心脏超声可以了解左心室收缩功能、是否存在心包积液和右室扩张为休克的病因提供帮助，而肺超声则能提供肺水肿信息以及诊断或排除气胸。

现已有研究将上述不同器官超声整合起来对休克患者进行评估，用于快速鉴别休克病因，有助于提高诊断的准确率，并能改变休克的治疗方案，也有很多学者提出不同的床旁超声草案用于检查休克患者，本章节重点介绍休克和容量评估的各种特征性超声影像，以及 RUSH 草案和 FALLS 草案的检查方法，并介绍一种简化的床旁超声检查草案以帮助临床医师更好的处理不明原因休克患者。

第二节　休克的超声诊断常见影像特征

一、各种休克的超声影像特点

1. 低血容量性休克　低血容量性休克通常出现在

创伤出血或非创伤原因导致的活动性出血患者，也可发生在非出血情况下的大量体液丢失。其典型超声改变如下：心脏收缩增强，心腔变小；下腔静脉、颈静脉塌陷；可出现腹腔积液、胸腔积液；血管超声可发现腹主动脉瘤、主动脉夹层等。

2. 分布性休克　分布性休克是由于血管系统扩张，以至于有效血容量不足以维持终末器官灌注，其典型范例是脓毒症休克。除此之外，还包括神经源性休克（脊髓损伤导致）、过敏性休克。其典型超声特点包括：心脏收缩亢进（脓毒症早期）或减弱（脓毒症晚期）；下腔静脉正常或变窄（脓毒症早期）；可出现胸腔积液和（或）腹腔积液。

3. 心源性休克　心源性休克是泵衰竭导致心脏无力将所需要的氧合后血液泵入重要器官。心源性休克可以出现在心肌病晚期、心肌梗死或者急性瓣膜衰竭的患者中。其典型超声表现包括：心脏收缩减弱，心室腔扩大，下腔静脉、颈静脉扩张；可出现胸腔积液、腹腔积液。

4. 梗阻性休克　梗阻性休克是由于血液循环的主要通道（心脏和大血管）受到机械性的梗阻，造成回心血量或心排血量下降而引起循环灌注不良，组织缺血缺氧。通常由心脏压塞、张力性气胸或肺动脉栓塞导致。其典型超声特点包括：心脏收缩增强；中、大量心包积液，心脏压塞；右室壁塌陷；心脏血栓；下腔静脉、颈静脉扩张；肺滑行征消失（气胸）。

二、心包积液（心脏压塞）超声影像

心包积液是心包腔内液体的异常积聚，超声上表现为心包和心肌之间的黑色的无回声暗区（图 4-1），如果是血性或炎性渗出，回声会轻度增加。少量心包积液表现为细的暗带，量多则表现为环绕心脏周围的液性暗区。局限性心包积液有时要与心包脂肪垫鉴别，心包脂肪垫为颗粒状或斑点样回声表现,常围绕在右心室游离壁或心脏前面。

心包积液会导致心包腔内压力升高,心脏受压而出现血流动力学不稳定。由于心包是一个相对厚的纤维结构,发生急性心包渗出时,即使量不多也会导致心脏压塞,而慢性渗出即使大量积液血流动力学也可以是稳定的。一旦发现心包积液,继而要判断是否有心脏压塞的表现,右心系统相对于左心系统来说是个低压系统,所以心脏压塞多指右心受压。心包腔内压力升高导致心脏舒张受限,所以检查右心房、右心室是否有舒张期塌陷或来判断是否有心脏压塞(图4-2)。尽管大多数时候积液可在心包腔内自由流动,但有时由于粘连或血痂形成导致局限性积液(如心脏外科手术后),常聚集在左室后壁,也会导致心脏压塞,这时候左心受压会发生在右心之前。下腔静脉(IVC)检查能为心脏压塞的诊断提供辅助诊断信息,心脏压塞时下腔静脉扩张,呼吸变异度变小(见后文下腔静脉部分内容)。

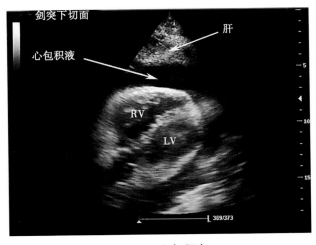

图 4-1　心包积液
RV:右心室;LV:左心室

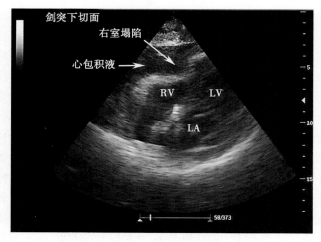

图 4-2　右心室塌陷

LA：左心房

三、下腔静脉（IVC）超声影像

　　超声检查下腔静脉不但能提供患者容量状态的信息，有时还能评估容量反应性。将探头置于剑突下，采用下腔静脉长轴切面，在距离下腔静脉与右心房交界处 2cm 测量下腔静脉直径，也可将探头旋转 90°，测量下腔静脉横切面可以作为长轴切面的补充。当患者吸气时，由于胸腔负压，下腔静脉会出现塌陷，将 M 型超声扫描线置于下腔静脉上，可以记录下腔静脉直径随呼吸的动态变化情况（图 4-3、图 4-4）。

　　研究显示，下腔静脉（IVC）直径及呼吸变异度与中心静脉压（CVP）/右房压（right atrail pressure，RAP）有较好的相关性，美国超声协会（ASE）指南做出以下推荐：用力吸气时，IVC 直径≤2.1cm 伴随呼吸变异率>50%，对应于 RAP 值 3mmHg（0～5mmHg，1mmHg=0.133kPa），IVC 直径>2.1cm 伴随呼吸变异率<50%，对应的 RAP 值为 15mmHg

（0～20mmHg）；如 IVC 直径≤2.1cm 伴随呼吸变异率<50%
或 IVC 直径>2.1cm 伴随呼吸变异率>50%，提示对应的
RAP 值可能为 8mmHg（5～10mmHg），此时应考虑采用其
他指标来估测 CVP/RAP。其他文献报道数值略有不同，
平静呼吸时，IVC 直径≤2cm 伴随呼吸变异率>50%，对应
于 CVP 值≤10mmHg，可见于低血容量和分布性休克患者；
IVC 直径>2cm 伴随呼吸变异率<50%，对应的 CVP 值>
10mmHg，可见于心源性和梗阻性休克患者。有时候获取
IVC 的超声成像比较困难，特别是肥胖、腹胀和肠胀气明
显的患者。而且 IVC 内径还受机械通气患者呼气末正压
（PEEP）的影响，IVC 内径随着 PEEP 水平的升高而增大，呼
吸变异率则随着 PEEP 的增加而变小，但目前 PEEP 对 IVC
容量评估的影响尚无定论，有待进一步临床研究。对机械
通气患者来说，在正压通气时，IVC 内径扩张伴顺应性减
少，在完全控制通气模式下（无自主呼吸触发）时，吸气相
IVC 内径扩张超过 12%～18%，可较好的预测容量反应性。

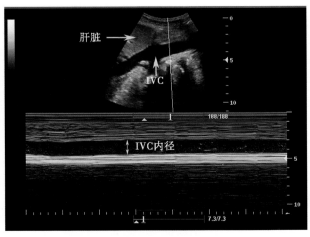

图 4-3 下腔静脉长轴切面（M 型）
IVC：下腔静脉

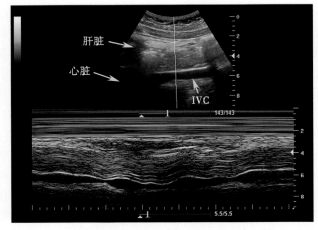

肝脏

心脏

IVC

图4-4　M型超声显示IVC内径随呼吸运动发生变化

四、右心室压力负荷增高超声影像

正常心脏左心室内径大于右心室，在超声上，左心室和右心室正常比值为 1：0.6。测量比值时宜选择胸骨旁心室长轴（短轴）和心尖四腔切面，使用剑突下切面时要注意显示右心室整个长轴，否则容易低估。任何导致肺循环压力突然升高的因素都会引起右心急性扩张，典型病因是大块肺动脉主干栓塞，由于肺动脉流出道突然梗阻，右心室为代偿出现急性扩张。心脏超声上显示右心室腔扩大等于或大于左心室内径（图 4-5）。而且，当右心室压力急剧升高时，室间隔从右心室偏向左心室，在胸骨旁心室短轴切面左心室呈"D"形（图 4-6）。研究显示，床旁超声发现右心扩张用于帮助临床医生诊断肺栓塞的敏感性只有中度，但特异性和阳性预测值非常高，特别是对不明原因低血压的患者。

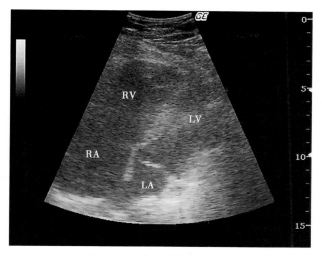

图 4-5　心尖四腔切面（A4C）
右心室压力负荷过重，RV∶LV 内径比值 >1；RA∶右心房

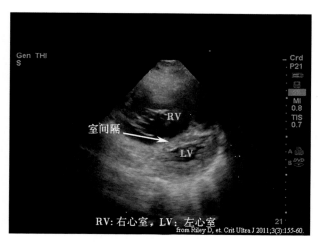

图 4-6　胸骨旁短轴切面（PSAX），右室压力高，左心室呈 "D" 形

五、左心室收缩功能评估

国内外研究显示急诊医师使用视觉评估法对左心收缩功能的判断与超声科医生测量结果的一致度很好。急诊医师评估左心室的收缩功能，可用视觉估计左心室收缩和舒张时心肌移动的幅度、容量改变比例进行整体评估。收缩功能良好时左心室在 2 个心动周期内容量改变很大，而收缩功能差的左心室容量改变则很小，常伴有心室腔扩大（图 4-7、图 4-8）。胸骨旁长轴（PLAX）和短轴（PSAX）切面是首选的检查切面，如果这两个切面不满意，可让患者左侧卧位，获取心尖四腔切面（A4C）了解左心功能。剑突下切面也可用于分析，但左心室在这个切面位于远场，图像质量可能不佳。根据评估结果可将左心收缩功能分为正常（LVEF 50%～70%）、轻度降低（LVEF 30%～49%）、严重减低（LVEF <30%）和过度增强（LVEF >70%）四个类别。了解患者的左心收缩功能，可以指导急诊科医生更好地进行容量复苏，如果患者心功能差，应考虑尽早使用血管活性药物。如果患者的左心室在收缩末期前后壁几乎贴近，称为"亲吻征"，高度提示左室充盈欠佳、容量不足，多见于低血容量性休克。

也可使用 M 型超声选取胸骨旁左室长轴切面，将 M 型取样线垂直穿过左室后壁放在二尖瓣叶前方，测定左室缩短分数（fractional shortening, FS），左室缩短分数 =（左室舒张末内径 - 左室收缩末内径）/ 左室舒张末内径，正常值 25%～45%，但不适用于存在心尖或基底部室壁运动障碍患者（图 4-9）。还可以使用 M 型超声在胸骨旁左室长轴切面，测定舒张期二尖瓣前叶与室间隔的最小距离（e-point septal separation, EPSS），正常值≤5mm，>1cm 提示左心室收缩功能减低。

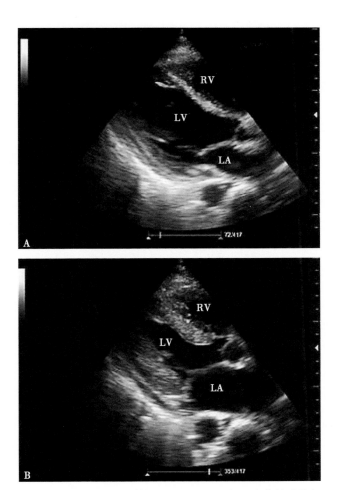

图 4-7　胸骨旁左室长轴切面（PLAX）示左心室收缩功能好
A. 胸骨旁左室长轴舒张期；B. 胸骨旁左室长轴收缩期

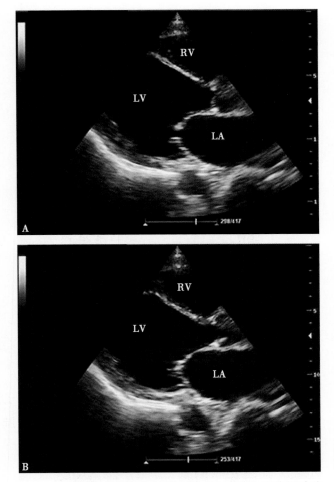

图 4-8　胸骨旁左室长轴切面（PLAX）示左心室收缩功能差，左心室腔扩大

A. 胸骨旁左室长轴舒张期；B. 胸骨旁左室长轴收缩期

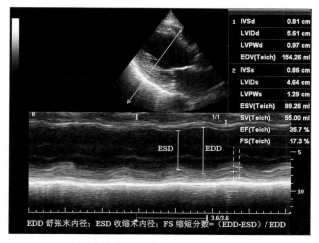

图 4-9　胸骨旁左室长轴切面（M 型）左心室缩短分数

六、气胸和肺水肿超声影像

　　张力性气胸是导致梗阻性休克病因之一，胸腔压力急剧升高导致纵隔移位，腔静脉受压、回心血量锐减而发生休克，甚至心搏骤停，需要临床医师快速识别并紧急减压处理。超声的特征表现是滑动征消失伴 A 线，具体检查方法和超声图像见第三章第二节。

　　心源性休克患者常因心功能降低导致肺淤血、肺水肿。此外，补液过多或容量反应性不良，也会导致患者容量负荷过重，发生肺水肿。肺超声检查能快速诊断肺水肿，与 CT 的诊断一致性很高。超声诊断肺水肿有赖于发现特征性 B 线，B 线是从胸膜发出与胸膜垂直的高回声亮线，延伸到图像底部，不发生衰减，并随胸膜移动，在一个视野如果见到多根 B 线，像火箭发射，叫做"肺火箭征"。如果床旁超声发现多个 B 线，合并心功能减低和 IVC 扩张，临床医师应考虑存在肺水肿，具体的检查方法和典型超声表现详见第三章第二节。

七、左室流出道(LVOT)血流速度时间积分(VTI)

每搏输出量(stroke volume,SV)是休克液体复苏时反映容量反应性的重要参数,扩容后每搏输出量如能较前增加 10%～15%,提示容量反应性好,心脏超声能通过实时监测每搏输出量来判断临床治疗效果,指导液体复苏。每搏输出量(SV)= 左室流出道面积(area of LVOT)× 速度时间积分(VTI),左室流出道积可以在胸骨旁左室长轴切面通过测量左室流出道内径后计算获得,速度时间积分(VTI)可通过在心尖五腔心切面使用脉冲多普勒技术测量 LVOT 的血流速度获得,由于左室流出道面积相对固定,故可以通过 VTI 数值的变化反映每搏输出量的变化(图 4-10)。临床工作中可以使用心脏超声检查 VTI 的变化来判断容量反应性和指导休克患者的治疗,但对存在严重左室流出道梗阻或主动脉瓣反流的患者则应用受限。

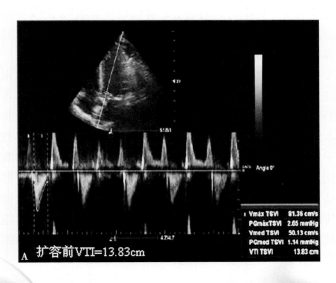

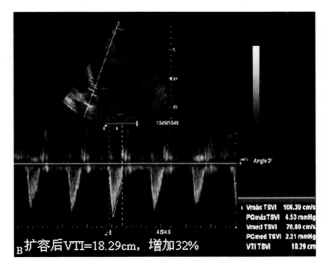

图 4-10　心尖五腔心切面,脉冲多普勒测定左室流出道(LVOT)的速度时间积分(VTI)变化

第三节　休克的超声诊断草案和流程

一、概述

早期识别休克并给予恰当的处理能明显降低休克的死亡率,对不明原因休克患者使用床旁超声检查可以快速发现可逆性病因,提高诊断的准确率。近年来随着床旁超声技术在危重患者中的广泛应用,很多休克的超声诊断草案都发展起来,尽管它们在检查顺序上有所不同,但都包含一些共同的核心检查内容(表4-1)。而RUSH 和 FALLS 草案是其中具有代表性的。

表 4-1　各种休克超声诊断草案的检查内容和顺序

草案	ACES	EGLS	FALLS	POCUS	RUSH	RUSH (HIMAP)
心脏	1	2	3	3	1	1
IVC	2	3	4	4	2	2
FAST	4			1	3	3
主动脉	3			5	7	4
肺(气胸)		1	2	2	6	5
胸腔积液	5				4	
肺水肿		4	1	6	5	
DVT					7	8

注：数字表示每个草案各器官的超声检查顺序

二、RUSH 草案

2010 年，Perera 提出了休克患者的 RUSH 草案，2012 年，Perera 和 Seif 对草案做出了进一步修订。RUSH 草案分 3 步进行重点超声检查：第一步是对心脏这个"泵"功能进行检查，内容包括：是否有心包积液（心脏压塞），左心收缩功能和右室大小。第二步对容量状态进行评估，包括：下腔静脉和颈内静脉，FAST 检查和胸部超声明确是否有腹腔和胸腔积液、肺水肿和气胸。第三步是血管检查，包括腹主动脉和下肢深静脉，除外主动脉瘤或深静脉血栓（DVT）。具体内容见表 4-2 和表 4-3。

表 4-2　RUSH 草案总结

RUSH	低血容量休克	心源性休克	梗阻性休克	分布性休克
泵	收缩增强，心腔变小	收缩减弱，心腔扩大	心包积液，右室压力负荷增加收缩增强	收缩增强（脓毒症早期）；收缩减弱（脓毒症晚期）

续表

RUSH	低血容量休克	心源性休克	梗阻性休克	分布性休克
容量	IVC/IJV 扁平 腹腔、胸腔游离液体	IVC/IJV 扩张 肺火箭征 胸腔积液 / 腹水	IVC/IJV 扩张 肺滑行征消失	正常或扁平 IVC/IJV 胸腔积液（脓胸） 腹腔积液（腹膜炎）
血管	主动脉瘤、主动脉夹层	正常	DVT	正常

注：IVC= 下腔静脉；IJV= 颈内静脉

表 4-3　RUSH 草案检查步骤

步骤	泵	容量	血管
第一步	是否有心包积液？ 是否有心脏压塞？ ● 右室 / 右房舒张期塌陷？	下腔静脉： ● 扩张伴塌陷小？（高 CVP） ● 扁平伴塌陷大？（低 CVP）	腹主动脉瘤： 直径 >3cm？
第二步	左心收缩功能： ● 增强？ ● 正常？ ● 降低？	E-FAST： ● 胸腔 / 腹腔 / 盆腔游离液体？ 肺水肿？火箭征？	主动脉夹层： ● 主动脉根部 >3.8cm？ ● 内膜飘动？ ● 胸主动脉 > 5cm？
第三步	右室压力负荷重？ ● 右室扩张？ ● 室间隔从右室偏向左室？	张力性气胸？ ● 滑行征消失？ ● 彗尾征消失？	股静脉 / 腘静脉 DVT？ 静脉不可压缩？

三、FALLS 草案

2015 年，Lichtenstein 在 BLUE 草案的基础上制定

了 FALLS 草案（图 4-11），用于处理急性循环衰竭患者。FALLS 草案通过逐步排除梗阻性休克、心源性休克、低血容量性休克，从而促进分布性休克（常为脓毒性休克）的诊断。这些检查都可通过简单的便携式超声机和凸阵探头来完成。

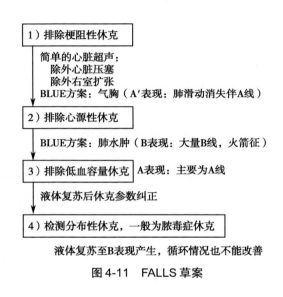

图 4-11　FALLS 草案

四、简化休克超声诊断流程

相比较而言，RUSH 草案检查内容较多，步骤较为繁琐，FALLS 草案不包含心超对左心功能的评估，故结合 EGLS 草案的内容，制定简化休克诊断处理流程（图 4-12）。

综上所述，目前国外主要用于休克诊断的超声诊断流程包 RUSH、FALLS 和 EGLS 等草案。RUSH 草案是多器官系统重点超声检查，包括对心脏、容量状态和血管的评估，对休克的鉴别内容非常全面；FALLS 草案是

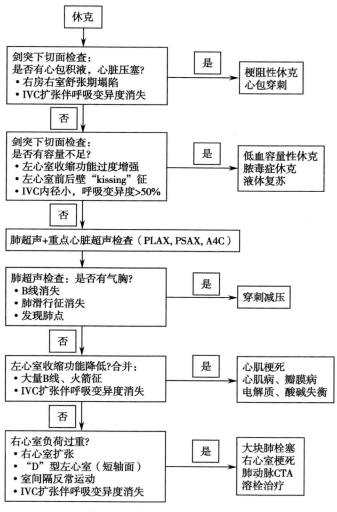

图 4-12 简化休克超声诊断流程

在 BLUE 肺超声草案基础上发展而来,除了提供快速便捷判别休克的方法,对液体复苏也有较好的指导意义。目前没有证据说明哪个草案更好,但临床上休克类型多样，需将不同脏器的超声检查整合在一起才有助于休克的诊疗，另外还要方便急诊医师使用，故希望此简化诊断流程有助于推动休克超声诊断的规范化，为休克患者的诊治提供新的诊治思路。

（于　洋　潘曙明　林兆奋）

参 考 文 献

1. De Backer D，Biston P，Devriendt J，et al. Comparison of dopamine and norepinephrinein the treatment of shock. N Engl J Med，2010，362：779-789.

2. Jones AE，Tayal VS，Sullivan DM，et al. Randomized，controlled trial of immediate versus delayed goal-directed ultrasound to identify the cause of nontraumatic hypotension in emergency department patients. Crit Care Med，2004，32（8）：1703-1708.

3. Perera P，Mailhot T，Riley D，et al. The RUSH exam：Rapid Ultrasound in SHock in the evaluation of the critically. Emerg Med Clin North Am，2010，28（1）：29-56.

4. Lichtenstein DA. ABLUE-protocol and FALLS-protocol two applications of lung ultrasound in the critically ill. Chest，2015，147（6）：1659-1670.

5. Lanctot YF，Valois M，Bealieu Y. EGLS：echo guided life support. An algorithmic approach to undifferentiated shock. Critical Ultrasound Journal，2011，3：123-129.

6. Moore CL，Rose GA，Tayal VS，et al. Determination of left ventricular function by emergency physician echocardiography of hypotensive patients. Acad Emerg Med，2002，9：186-193.

7. Kimura BJ，Yogo N，O'Connell C，et al. A cardiopulmonary limited ultrasound examination for"quick-look"bedside application. Am J Cardiol，2011，108（4）：586-590.

8. Jardin F，Duborg O，Bourdarias JP. Echocardiographic pattern of

acute corpulmonale. Chest，1997，111：209-217.

9. Viellard-Baron A，Page B，Augarde R，et al. Acute cor pulmonale in massive pulmonary embolism: incidence，echocardiography pattern，clinical implications and recovery rate. Intensive Care Med，2001，27：1481-1486.

10. Rudski LG，Lai WW，Afilalo J，et al. Guidelines for the echocardiographic assessment of the right heart in adults: a report from the American society of echocardiography.J Am Soc Echocardiogr，2010，23（7）：685-713.

11. Barbier C，Loubie`res Y，Schmit C，et al. Respiratory changes in inferior venacava diameter are helpful in predicting fluid responsiveness in ventilated septicpatients. Intensive Care Med，2004，30：1740-1746.

12. Blanco P，Aguiar FM，Blaivas M. Rapid ultrasound in shock velocity-time integral. J Ultrasound Med，2015，34：1691-1700.

第五章

床旁超声在心肺复苏中的临床应用

第一节 概　　述

心搏骤停已成为世界范围内的最主要的公共健康问题，全球每年约有 400 万～500 万人死于心脏骤停，其中美国约 18 万～25 万。我国心脏骤停的发生率为 41.84/10 万，北京 48～52/10 万。若以 13 亿人口计算，我国每年约有 54.4 万人死于心脏骤停。心肺复苏是目前针对心脏骤停的唯一有效方法。现代医学发展百年来，对于心脏骤停的发生与施救，一直在探索和改进，心肺复苏指南也在不断更新，但存活率低一直是目前的医学难题，而且近 10 年来没有明显的改善。文献报道，美国院前心搏骤停能得到及时施救的仅 36%，仅 25% 可成功维持至转入医院，而仅有 8% 可存活至出院。而在国内，心肺复苏的成功率仅 1～2%。心肺复苏成功率亟待提高。在目前的心肺复苏临床实践过程中仍存在诸多困境，如在紧急复苏状态下，触诊或听诊外周脉搏很难对心搏骤停或低血压患者作出评估。心搏骤停、室颤和室速都可表现在心电监护仪上，而无脉电活动的诊断依赖于脉搏。

随着超声技术进步以及超声技术在急诊的广泛应用，床旁超声技术也逐渐开始应用于心肺复苏的临床实践中，心脏超声不仅可探及心脏运动，还能探测导致无脉电活动的常见原因。本共识主要聚焦超声在心肺复苏过程自主循环恢复的识别、无脉电活动的鉴别以及导致心搏骤停的可逆因素的快速识别。

第二节　心肺复苏中心脏超声监测技术及方法

一、心脏超声的监测视窗

在心肺复苏过程为了避免超声监测对于胸外按压的干扰以及在心脏按压过程中对心脏进行扫描，剑突下四腔心脏视窗是最为理想的视窗。

二、剑突下四腔心的扫描方法

剑突下探头位置将以肝脏为声学窗口来更好的显示心脏。探头需要放置在剑突下（图5-1）。方向指向左肩，与胸壁呈15°夹角。探头标记指向患者右侧（图5-2）。探头放置不宜过于陡直，这样超声波也变得陡直，不能指向心脏所处位置。开始扫描时最好采用屏幕最大的

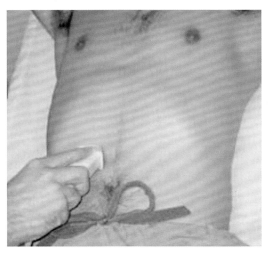

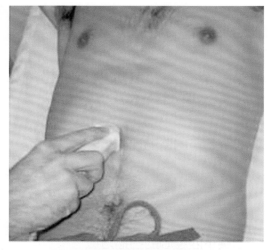

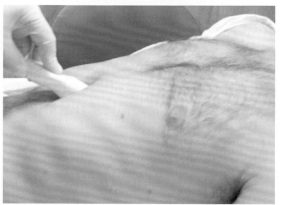

图 5-1　剑突下切面探头放置位置,从距剑下几公分的位置向头端滑动直至剑下区域

深度,这样屏幕上可以显示最远的距离。一旦看到了心脏,就可以调整深度来放大影像至最佳。

　　右室离探头最近,因此会最先出现在屏幕上。如果看到白色明亮的心包膜平齐于灰色的心肌,则表明没有心包积液(图 5-3)。剑突下四腔心切面能很好的观察右室,并常常用来探查心包积液情况。剑突下切面也是心肺复苏过程中评估心脏的标准视窗。

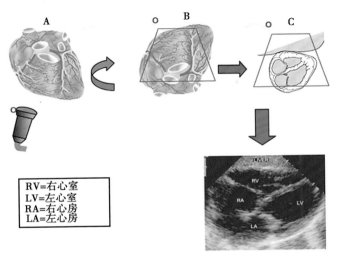

RV=右心室
LV=左心室
RA=右心房
LA=左心房

图 5-2 探头位置及影像

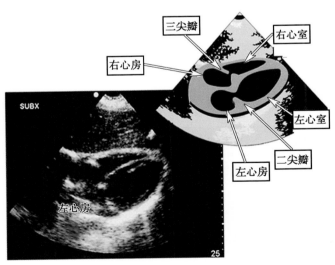

图 5-3 剑下超声影像及解剖模式图

三、围心肺复苏期的床旁超声对心脏运动的判定

在紧急急救状态下，触诊或听诊外周脉搏很难对心搏骤停或低血压患者作出评估。心搏骤停、室颤和室速都可表现在心电监护仪上，而无脉电活动的诊断依赖于脉搏。心脏超声不仅可探及心脏运动，还能探测导致无脉电活动的常见原因（见本章第四部分）

超声心搏骤停表现为无心室收缩。如离开心肺复苏则无心脏收缩，医师可据此判断预后并决定何时停止复苏。在心脏终点事件发生时，心房和二尖瓣可能依然会有少量收缩，用心室收缩情况去评判预后更有意义。

另外应注意，在做超声检查时应停止胸外按压及人工呼吸以避免其对心室运动带来的影响。Blaivas 和 Fox 的心搏骤停超声研究表明心搏骤停患者被送到急诊室时，如果超声确认无心脏搏动，其生存的希望极其渺茫。心脏骤停和无脉室速的结局迥异，利用床旁超声来区分这两种心律失常是非常有帮助的。

M 超可用来协助判断心肌运动缺失情况。在胸骨旁长轴切面或剑突下切面，M 线跨越左室室壁。当运动图像长时间显示为一条宽的直线时，代表心搏骤停时的静态图像（图 5-4）。

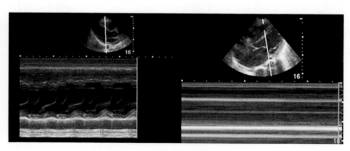

图 5-4　心搏停止的超声图像

四、床旁超声可识别的心搏骤停病因及其相应的异常超声影像

(一)心脏压塞

心包积液是指存在于心包腔内的液体。心包积液可由于局灶性或系统性疾病、创伤等因素导致,也有一些是特发性的。心包积液的产生可以是急性的或慢性的,其进展的快慢对患者症状有很大影响。心包积液在超声上表现为心外膜和心包壁层间液性低密度区(图 5-5)。经胸壁超声无法看到心外膜。心包积液看起来像是把高回声亮的心外膜同灰色心肌分隔开来。如果液体里有脓,或血性液体混杂有纤维素,则会可表现为灰色信号。但更多时候这种灰色湮灭在黑色的心包积液中而使得诊断变得复杂。

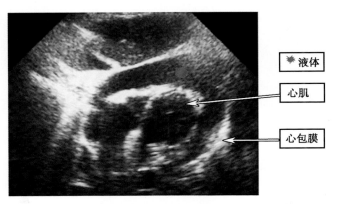

图 5-5 心包积液超声图像

在某些临床情况下,心包积液量达 50ml 也可以是生理性的。靠近左室后壁、下壁的心包腔常会有小量的积液。中等量心包积液大多存在于心尖部,大量积液会包绕心脏。大多数教科书将无回声的前后心包腔内的积

液达到 10～20mm 定位为中等量心包积液，超过 20mm 为大量心包积液。

心肌与心包之间的血液或液体积聚对心脏产生压力产生心脏压塞。心脏压塞的产生更多取决于液体在心包腔内积聚速度而不是积液量的多少。心脏压塞的超声征象，最重要的发现是高动力性心脏存在类圆形心包积液，提示舒张期的右心室或右心房有塌陷，又叫做扇形右室（图 5-6）。其他征象还包括心脏摆动：心脏逆时针转位运动类似于舞蹈样动作。心脏左侧受压也可出现左房或左室壁塌陷。另外扩张的下腔静脉进一步高度提示心脏压塞。

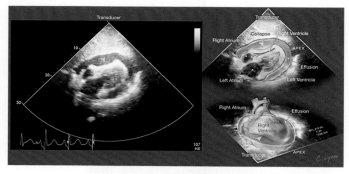

图 5-6　心脏压塞超声图像

（二）张力性气胸

张力性气胸是指较大的肺气泡破裂或较大较深的肺裂伤或支气管破裂，裂口与胸膜腔相通，且形成单向活瓣，又称高压性气胸。吸气时空气从裂口进入胸膜腔内，而呼气时活瓣关闭，腔内空气不能排出，致胸膜腔内压力不断升高，压迫肺使之逐渐萎陷，并将纵隔推向健侧，挤压健侧肺，产生呼吸和循环功能的严重障碍，也是导致心搏骤停的可逆原因。通过肺部超声对心搏骤停的可逆因素—张力性气胸能进行快速鉴别。

1. 正常超声图像　肺为一充气器官，超声波遇到空气分子后会向各个方向发生散射，使得探头不能接收到有效回波而无法形成肺组织图像。正是由于这种特性，声波射入胸腔时会产生某些伪像，而这些伪像是否出现或是否发生改变则可帮助我们判断胸部的生理情况是否正常。

（1）胸膜线：探头位于肋间隙，距软组织层最近的一条弧形高回声线为胸膜线（图5-7）。

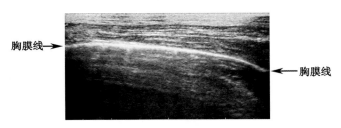

图5-7　胸膜线超声图像

（2）A线：B型超声下可见胸膜线后方多发等距的回声强度逐渐减低的与胸膜线相平行的伪影（图5-8）。

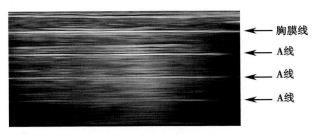

图5-8　胸膜线和A线

2. 气胸

（1）海岸征：M型超声下可见位于屏幕上方的由位置相对固定的胸壁所形成的多条平行线，正常肺实质图像为其下方的沙粒样回声。海岸征为正常的肺滑动征象（图5-9）。

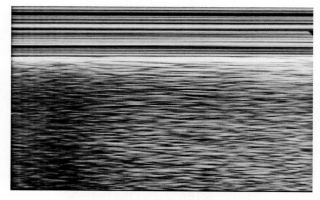

图 5-9　海岸征图像

（2）平流层征：是指 M 型超声实时观察下，图像显示为数条平行的水平线，意味着胸膜线以及胸膜线以下部分无任何位移。气胸发生后，平流层征取代肺滑动征（图 5-10）。

图 5-10　平流层征图像

（3）肺点：B 型超声动态观察可见有肺滑行的充气肺与无肺滑行的充气胸腔的分界点即为肺点。M 型超声实时观察下见正常肺滑行的海岸征被非正常的平流层征代替的临界点即为肺点。肺点是诊断局灶性气胸的特殊征象。

(三) 肺栓塞

床旁心脏彩超对于诊断肺栓塞不够准确,但是其提供的超声影像能够协助早期对肺栓塞进行干预。在正常的心脏,右室压力是小于左室的。这也是为什么右室室壁较薄,而且对突然增加的压力反应较敏感。正常的右室看起来像是三角形的,因为压力比左室低,所以右室比左室小。当右室压力增加时,右室室壁向外突出导致右室体积看起来和左室相当或大于左室。如果患者有大面积的肺栓塞,其血流动力学不稳定,那么可能没有足够的时间去做 CT 扫描或经食管超声心动图。因此,在特定临床状态下,探及扩张僵硬的右室可以提供肺栓塞进行溶栓治疗的证据(图 5-11)。

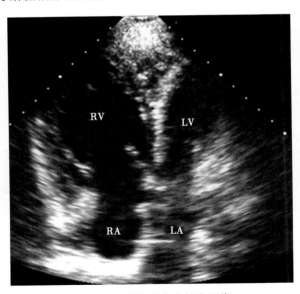

图 5-11　肺栓塞右室扩张图像

（四）低血容量

低血容量性休克也是导致心搏骤停的主要原因。在严重的低血容量下，心脏会明显变小（图 5-12），同时可以观察到下腔静脉塌陷（图 5-13）。

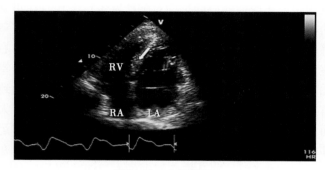

图 5-12　左室扁平

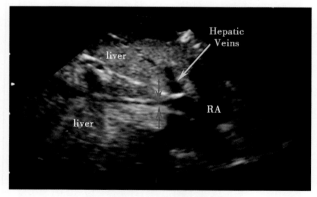

图 5-13　下腔静脉塌陷

五、心搏骤停超声诊断流程和步骤（图 5-14）

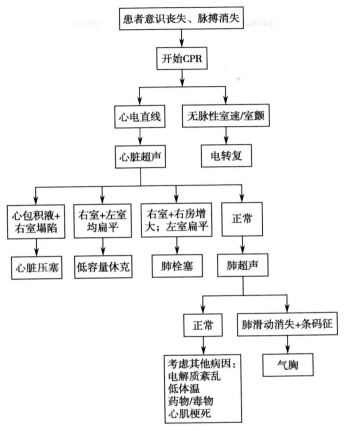

图 5-14　心搏骤停超声诊断流程图

（徐　军　朱华栋　王振杰）

参 考 文 献

1. Levitov A，Frankel HL，Blaivas M，et al. Guidelines for the Appropriate Use of Bedside General and Cardiac Ultrasonography

in the Evaluation of Critically Ill Patients-Part II: Cardiac Ultrasonography. Crit Care Med, 2016, 44 (6): 1206-1227.

2. Zengin S, Yavuz E, Al B, et al. Benefits of cardiac sonography performed by a non-expert sonographer in patients with non-traumatic cardiopulmonary arrest. Resuscitation, 2016, 102: 105-109.

3. Hernandez C, Shuler K, Hannan H, et al. C.A.U.S.E.: Cardiac arrest ultra-sound exam--a better approach to managing patients in primary non-arrhythmogenic cardiac arrest. Resuscitation, 2008, 76 (2): 198-206.

4. Testa A, Cibinel GA, Portale G, et al. The proposal of an integrated ultrasonographic approach into the ALS algorithm for cardiac arrest: the PEA protocol. Eur Rev Med Pharmacol Sci, 2010, 14 (2): 77-88.

5. Niendorff DF, Rassias AJ, Palac R, et al. Rapid cardiac ultrasound of inpatients suffering PEA arrest performed by nonexpert sonographers. Resuscitation, 2005, 67 (1): 81-87.

6. Comess KA, DeRook FA, Russell ML, et al. The incidence of pulmonary embolism in unexplained sudden cardiac arrest with pulseless electrical activity. Am J Med, 2000, 109 (5): 351-356.

7. Steiger HV, Rimbach K, Müller E, et al. Focused emergency echocardiography: lifesaving tool for a 14-year-old girl suffering out-of-hospital pulseless electrical activity arrest because of cardiac tamponade. Eur J Emerg Med, 2009, 16 (2): 103-105.

8. Reissig A, Copetti R, Kroegel C. Current role of emergency ultrasound of the chest. Crit Care Med, 2011, 39 (4): 839-845.

9. Kreuter M, Mathis G. Emergency ultrasound of the chest. Respiration, 2014, 87 (2): 89-97.

第六章
床旁超声在急性胸痛中的
临床应用

第一节　概　　述

　　胸痛是一种常见的临床症状，更是急诊科常见的就诊原因之一。胸痛患者占急诊就诊总数的5%～20%，位居美国急诊患者就诊最常见原因的第二位。北京地区横断面研究表明，胸痛患者占急诊患者总数的4.7%。英国全科医生研究数据库纳入13 740例胸痛患者进行为期一年的观察，结果显示缺血性心脏病是胸痛患者最主要的致死原因。胸痛病因繁杂，常涉及多个系统及器官，并且程度轻重不一，与之相关的致命性疾病包括急性冠状动脉综合征、肺栓塞、主动脉夹层、气胸等。英国另一项入选7735例男性患者的研究中，显示心绞痛或可能为既往急性心肌梗死的患者仅占胸痛患者的14%，而大约24%患者为不典型胸痛。中国急性冠状动脉综合征临床路径研究报道，约20%的患者出院诊断与客观检查结果不符，提示可能存在漏诊和误诊。因此，快速、准确的鉴别诊断心源性和非心源性胸痛是急诊处理的重点和难点。目前临床应用的诊断手段主要为心电图、生物学标志物、影像学检查等。

　　心血管疾病是致命性胸痛的主要原因。美国心脏

学会和美国心脏病协会（American-heart Association/
American College of Cardiology，AHA/ACC）已将早期心
脏超声评价列为急性胸痛患者的一级推荐，确定了超声
心动检查在诊断和危险分层上的重要地位。超声心动观
察节段性室壁运动障碍早于心电图和心绞痛症状发生，
有助于急性心肌梗死的早期诊断并可明确受累心肌部位
以及了解乳头肌功能。利用超声心动观察没有已知冠
状动脉疾病的患者是否存在室壁运动异常，对于急性心
肌缺血或心肌梗死的阳性预测准确率达50%，而没有节
段性室壁运动异常的患者，超声心动对于心肌损伤的阴
性预测率高达95%。诊断主动脉夹层超声心动图与CT
检查的符合率为87.5%，与MRI检查的诊断符合率为
83.3%，与DSA的诊断符合率为81.8%，对诊断主动脉夹
层的阴性预测值可达95%～100%。急性肺栓塞起病急
且无特异性症状，漏诊误诊率高，利用超声心动探查是
否存在右心负荷增大、肺动脉压力增高等间接征象即可
初步判断是否存在肺栓塞。利用超声波对液体敏感的特
性，可通过观察心包积液并结合病史鉴别急性心包炎；
另可通过观察是否出现右心塌陷判断心脏压塞的发生，
并能实时引导穿刺。

随着近年来超声技术的不断发展以及人们对超声认
识的不断加深，肺不再是超声检查的禁区。受损肺脏内
气液比的改变会产生一系列特征性超声影像及伪影，这
些特征性声像图与普通X线平片对比，对肺疾病诊断具
有更加良好的敏感性和特异性。

消化系统疾病也是胸痛的常见病因，床旁超声可直
接观察胆囊、胰腺的形态学改变以及腹腔内是否存在游
离气体来判断急性胆囊炎、急性胰腺炎或消化道穿孔的
发生。

第二节 胸痛相关脏器超声影像及操作手法

一、正常二维超声心动声像图

1.胸骨旁左室长轴切面 探头置于胸骨左缘第3、4肋间,声束平面与右胸锁关节和左乳头连线平行(图6-1)。

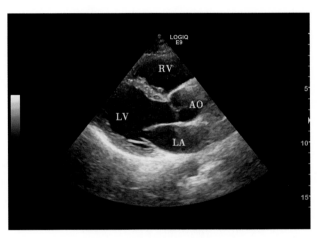

图6-1 胸骨旁左室长轴切面

2.胸骨旁右室流入道长轴切面 探头置于胸骨左缘第3、4肋间,在左室长轴切面的基础上,顺时针转动探头15°~30°,声束平面与左锁骨上窝和右肋弓的连线平行(图6-2)。

3.胸骨旁右室流出道长轴切面 探头置于胸骨左缘第3、4肋间,在胸骨旁右室流入道长轴切面基础上,顺时针转动探头30°~45°,声束平面与左肩和右肋连线平行(图6-3)。

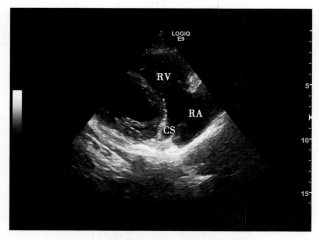

图 6-2 胸骨旁右室流入道长轴切面

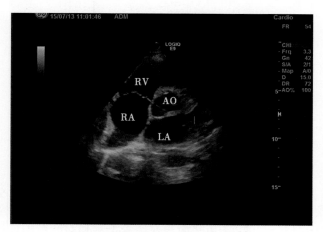

图 6-3 胸骨旁右室流出道长轴切面

4. 胸骨旁肺动脉长轴切面 探头置于胸骨左缘第 3 肋间,在胸骨旁右室流出道长轴切面的基础上,顺时针转动探头 30°~45°,显示肺动脉主干长轴及左、右肺动脉分支(图 6-4)。

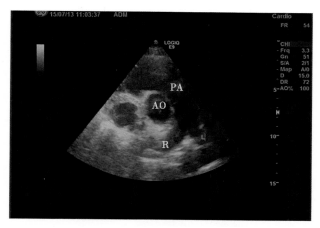

图6-4　胸骨旁肺动脉长轴切面

5.胸骨旁主动脉短轴切面　探头置于胸骨左缘第2、3肋间,在左室长轴切面的基础上,顺时针转动探头90°,声束与左肩和右肋弓连线平行(图6-5)。

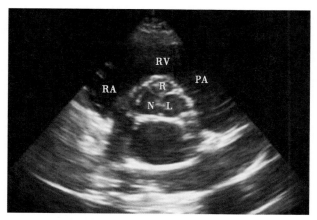

图6-5　胸骨旁主动脉短轴切面

6.胸骨旁二尖瓣水平左室短轴切面　探头置于胸骨左缘第3、4肋间,使声束通过二尖瓣瓣口(图6-6)。

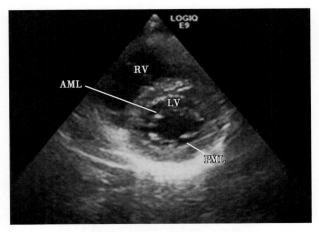

图 6-6　胸骨旁二尖瓣水平左室短轴切面

7.胸骨旁乳头肌水平左室短轴切面　探头置于胸骨左缘第 3、4 肋间,使声束横切乳头肌(图 6-7)。

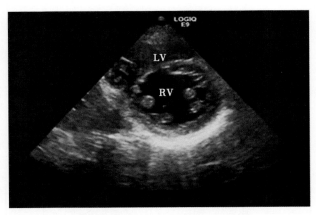

图 6-7　胸骨旁乳头肌水平左室短轴切面

8.胸骨旁心尖水平左室短轴切面　探头置于胸骨左缘第 3、4 肋间,使声束横切心尖(图 6-8)。

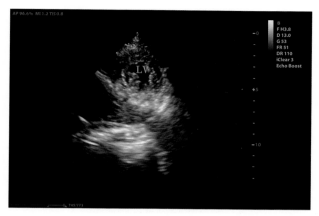

图6-8 胸骨旁心尖水平左室短轴切面

9. 心尖四腔心切面 探头置于心尖处,声束指向右胸锁关节,使心脏的十字交叉位于图像中央(图6-9)。

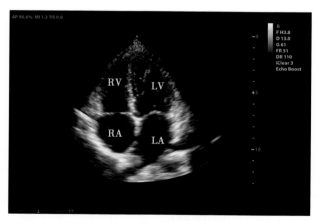

图6-9 心尖四腔心切面

10. 心尖五腔心切面 在心尖四腔心切面的基础上,顺时针转动探头15°～20°,此时可见在心脏十字交叉处左室侧出现左室流出道以及主动脉根部结回声(图6-10)。

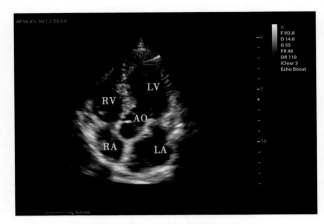

图 6-10　心尖五腔心切面

11. 心尖二腔心切面　在心尖四腔内切面的基础上，逆时针转动探头 60°，使声束平面与室间隔平行（图 6-11）。

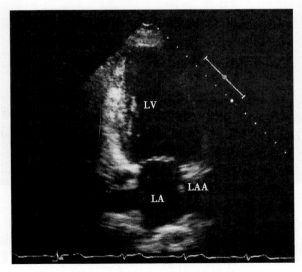

图 6-11　心尖二腔心切面

12. 心尖左室长轴切面　在心尖二腔心切面基础上，逆时针转动探头60°，声束通过心尖朝向患者背侧（图6-12）。

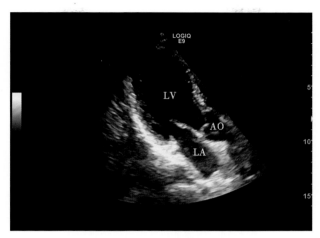

图6-12　心尖左室长轴切面

13. 剑突下四腔心切面　探头置于剑突下，声束朝向左肩，检查平面与左室长轴切面垂直（图6-13）。

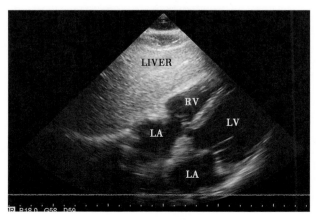

图6-13　剑突下四腔心切面

14．剑突下右室流出道长轴切面　在剑突下四腔心切面基础上，顺时针转动探头90°，声束指向左锁骨（图6-14）。

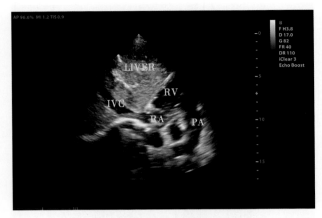

图6-14　剑突下右室流出道长轴切面

15．剑突下左室短轴切面　在剑突下四腔心切面的基础上，顺时针转动探头90°（图6-15）。

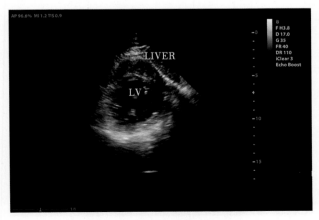

图6-15　剑突下左室短轴切面

16. 剑突下下腔静脉长轴切面　在剑突下四腔心切面的基础上，调整声束指向患者右侧后背，使检查切面与下腔静脉长轴平行（图 6-16）。

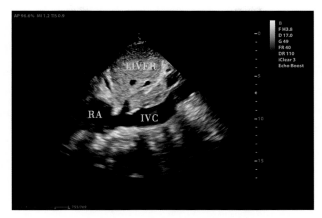

图 6-16　剑突下下腔静脉长轴切面

17. 胸骨上窝主动脉弓长轴切面　探头置于胸骨上窝，声束指向心脏，检查平面与主动脉弓长轴平行（图 6-17）。

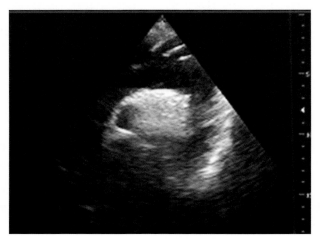

图 6-17　胸骨上窝主动脉弓长轴切面

二、正常消化系统声像图

1．胆囊　根据主要观察胆囊的部位不同，可采用经肝显示胆囊法、右上腹腹直肌外缘显示胆囊法、右肋缘下斜切法显示胆囊底、胆囊体、胆囊颈部及胆总管结构。典型的正常胆囊形状如梨，壁平整光滑，回声较强，胆囊腔为无声区，后壁回声较强，反射较强的肝总管和近端胆总管在门静脉之前呈平行分布，胆囊宽径为 3.5～4cm，纵径为 8～9cm，胆囊壁厚度一般<3mm（图 6-18）。

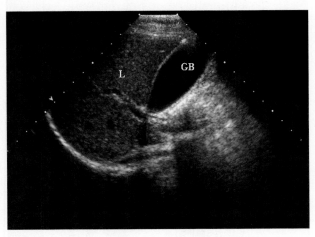

图 6-18　正常胆囊

2．胰腺　将探头置于上腹中央，朝患者左肩方向倾斜 10°～30°，或沿右肾门与脾门的连线扫查，即可获取胰腺长轴切面。胰腺的长轴切面位于脊柱，腹主动脉、下腔静脉、肠系膜上动静脉及脾静脉之前，胰头在下腔静脉前方，胰颈在肠系膜上静脉之前，胰体在腹主动脉之前、胰尾在左肾上极前方。胰腺内部为均匀分布的中等回声细光点，边缘整齐（图 6-19）。正常胰头厚度<30mm，胰体、尾部厚度<25mm。因胰腺的个体差异较大，诊断中应重视观察胰腺整体形态和回声的变化。

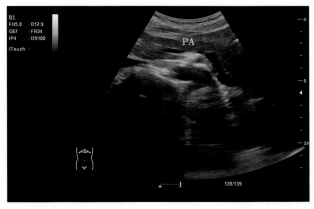

图 6-19　正常胰腺

三、正常肺部超声声像图

　　将探头置于目标肋间隙，于胸壁软组织下可见一条随呼吸滑动的高回声线，即为胸膜线，胸膜线随呼吸往复运动的图像称为"肺滑动"，肺滑动在 M 型超声下表现为"沙滩征"。在胸膜线后可见"与胸膜线平行的、等距的、回声强度随深度不断衰减"的多条线——A 线（图 6-20），它是充气肺的正常声像图，A 线的出现代表探查部分胸腔内为气体。在部分正常人的膈肌上方最后一个肋间隙可探及少于 3 条"从胸膜线发出的、一直延伸至屏幕边缘不发生衰减的、随呼吸往复运动的激光束样"图像——B 线（图 6-21），B 线的出现代表探查局部的肺小叶间隔增厚。

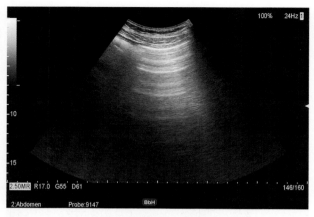

图 6-20　A 线

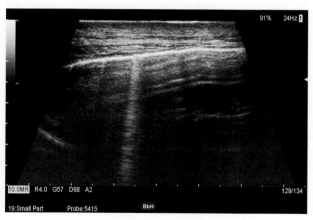

图 6-21　B 线图

四、常见异常超声心动声像图

1. 急性心肌梗死　主要表现是梗死部位运动幅度减低和收缩期室壁增厚率减小，并出现室壁运动异常，可表现为：室壁运动幅度减低甚至消失、梗死部位与正常部位呈矛盾运动、梗死部位运动同步失调,与相邻心肌收缩不一致。正常室壁心肌与梗死部分相比出现运动幅度增强(图6-22)。

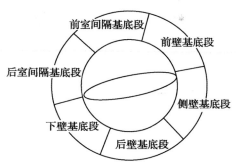

胸骨旁二尖瓣水平左室短轴切面

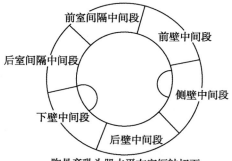

胸骨旁乳头肌水平左室短轴切面

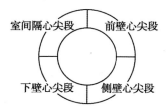

胸骨旁心尖水平左室短轴切面

图6-22 左室16节段划分

2．主动脉夹层 主动脉腔内可见撕脱内膜样回声，撕脱内膜呈带状较强回声，并把主动脉分为真、假两腔；主动脉内径增宽，主动脉瓣关闭不全（图6-23）。

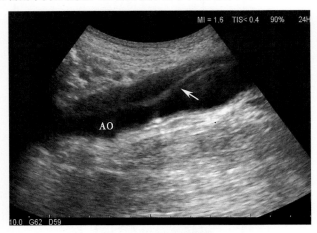

图6-23 主动脉夹层

3．心脏压塞 心包腔内出现液性暗区，出现右心腔塌陷，特别是右心室游离壁塌陷（图6-24、图6-25）。下腔静脉变异率小于50%提示右房压力升高。大量心包积液时，心脏摆动呈"钟摆征"。

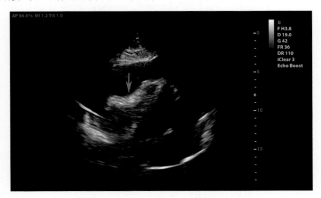

图6-24 剑突下四腔心切面右室塌陷

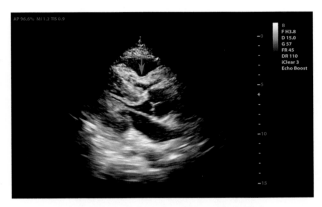

图 6-25　胸骨旁左室短轴切面右室塌陷

　　4. 急性肺栓塞　很少能直接在肺动脉主干及左右分支内探及较大栓子（图 6-26）。多数可通过右心扩大、三尖瓣关闭不全（图 6-27）、室间隔运动障碍"D 字征"（图 6-28）、肺动脉主干扩张等间接征象，以及三尖瓣反流估测肺动脉压的方法评估急性肺栓塞的发生。

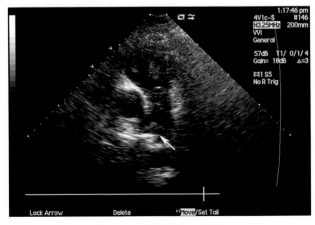

图 6-26　主肺动脉内栓子

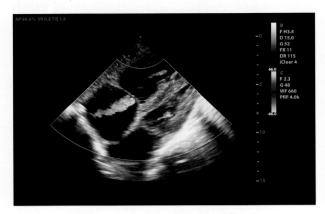

图 6-27 右心扩大伴三尖瓣反流

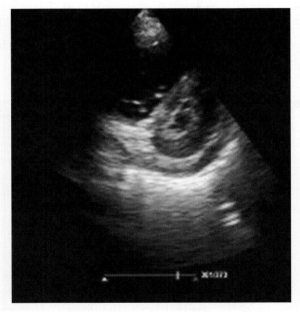

图 6-28 右室压力增大,室间隔向左室移动,呈"D"字征

5. 急性心包炎　超声心动图对心包积液显示敏感，可结合病史作为排除性检查，如心脏大小正常并无明显室壁运动障碍。

6. 肥厚型心肌病　可见室间隔呈梭形肥厚并突入到左室流出道内致左室流出道狭窄。发生左室流出道梗阻后，二尖瓣前叶在收缩期向前运动达室间隔。彩色多普勒可见左室流出道内五彩镶嵌的高速血流以及二尖瓣反流（图6-29）。

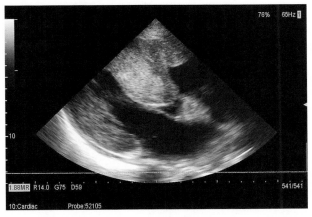

图 6-29　肥厚性心肌病，胸骨旁左室长轴切面可见室间隔与左室后壁明显增厚

7. 二尖瓣脱垂　瓣膜突入左房，前后叶闭合点后移。胸骨旁左室长轴切面或心尖左室长轴切面二尖瓣叶超过瓣环>2mm可诊断二尖瓣脱垂（图6-30）。

五、常见异常消化系统声像图

1. 急性胆囊炎　胆囊体积增大（长径>7cm，宽径>4cm），壁增厚>0.3cm），可有分边。胆囊穿孔后，扩张的胆囊体积缩小，胆囊周边可见液性暗区。超声Murphy 征阳性（图6-31）。

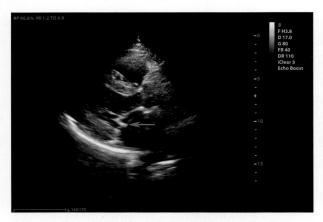

图 6-30　箭头所示为脱垂的二尖瓣前叶

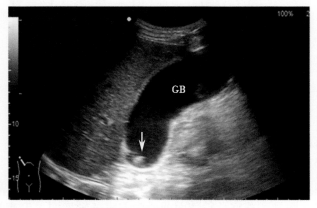

图 6-31　急性胆囊炎：胆囊体积增大，壁毛糙增厚，腔内可见胆囊结石

2. 急性胰腺炎　①急性水肿型胰腺炎可见胰腺弥漫性肿大，形态饱满，轮廓清晰。胰腺内部回声减低，胰腺后方回声清晰甚至增强；②出血坏死型胰腺炎可见胰腺重度肿大，边缘不规则，界限分解不清。胰腺内部回声不均匀，呈粗大强回声光斑或低回声及无回声混合。

胰腺周边出现组织水肿或渗出形成的低回声带。主胰管可轻度扩张，或有假性囊肿形成（图 6-32）。

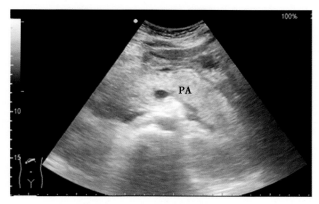

图 6-32　急性出血坏死型胰腺炎

六、常见异常肺部声像图

1. 肺实变　大片肺实变（图 6-33）呈"肝组织征"，即实变部分的肺出现类似肝实质回声的软组织图像，随相邻正常肺叶的呼吸运动而发生位移，但形态不会随呼吸运动出现明显改变。小片肺（图 6-34）实变呈"碎片征"，即实变部分范围较小，且与含气肺组织之间的界限不规则，表现为不规则的强回声的碎片状图像。

2. 胸腔积液　脏层壁层两层胸膜分离，其间出现无回声液性暗区（图 6-35）。超声能检测到最少 20ml 的积液量，敏感性高于胸部 X 线。

3. 气胸　胸腔内可见 A 线、肺滑动，但 B 线消失。M 型超声下可见因肺滑动消失而导致"沙滩征"变为"条码征"。气胸的特异性征象称为"肺点"（图 6-36），即沙滩征与条码征的交点，也是正常充气肺与胸腔内游离气体的交点，探及肺点即可诊断气胸。

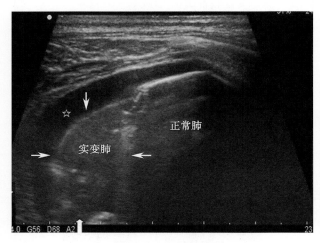

图 6-33　肝组织征

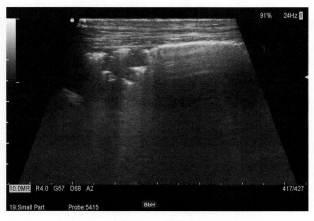

图 6-34　碎片征

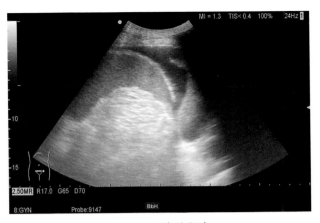

图 6-35　胸腔积液

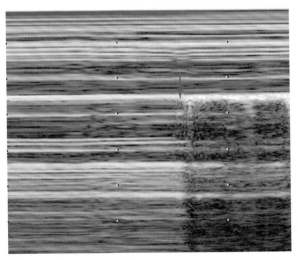

图 6-36　箭头所示处为条码征与沙滩征的交点，即肺点

七、其他

肺骨骨折　骨折处肋骨骨皮质连续性中断（图 6-37）。

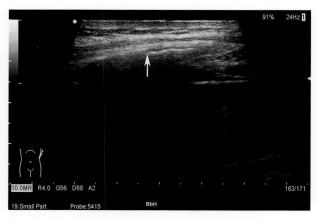

图 6-37　箭头所示处可见肋骨皮质不连续

第三节　床旁超声应用于急性
胸痛中的临床流程

　　第一步，应用超声心动观察左室壁运动，若存在节段性运动障碍则高度提示急性心肌梗死，但要除外感染性休克导致的心肌顿抑。若无节段性运动障碍，第二步观察心包腔有无积液，若观察到心包积液：①伴主动脉扩张、内膜撕脱，提示主动脉夹层；②伴右心塌陷，提示心脏压塞；③心脏大小、形态及运动正常，结合临床鉴别急性心包炎。若无心包积液，按顺序逐步排查：①若有右心负荷增加及肺动脉高压表现，提示急性肺栓塞；②若有二尖瓣闭合点后移，提示二尖瓣脱垂；③若有室间隔梭形肥厚及 SAM 征表现即收缩期二尖瓣前向运动，则提示肥厚性梗阻型心肌病；④行肺部超声检查观察肺滑动，若存在肺滑动并可探及胸腔积液和（或）肺实变，提示急性胸膜炎或肺炎；若肺滑动消失，可探及肺点者提示气胸；未探及肺点但可观察到肺实变或 B+ 线者提示肺炎伴胸膜粘连；⑤观察胆囊，若胆囊体积增大、壁增厚分边和（或）胆囊结石，提示急性胆囊炎；⑥观察胰腺，若探及胰腺增大、回声增高且不均匀或减低、或出现假性囊肿，提示急性胰腺炎；⑦观察腹腔内是否存在游离气体或腹腔积液以排除消化道穿孔；⑧观察肋骨皮质连续性，排除肋骨骨折。此外急性胸痛病因还包括带状疱疹、肋间神经炎、肋软骨炎、食管裂孔疝、神经症等，需根据病史、临床表现及其他辅助检查综合判断（图6-38）。

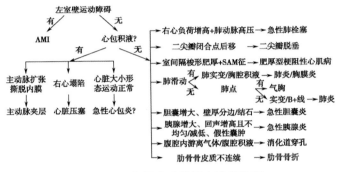

图6-38　急性胸痛的超声诊断流程

第四节　效果评价

床旁超声心动检查对于急性冠脉综合征的敏感性达100%，特异性达93%，阳性预测率和阴性预测率分别为71%和100%。

肺超声对于胸腔积液敏感性为97%，与CT相比，超声对于胸腔积液的敏感性为92%，特异性为93%。对于肺实变，超声敏感性为90%，特异性为98%，优于床旁X线。利用肺点诊断气胸的特异性达100%，随气胸范围及位置的不同，敏感性介于66%～79%之间。

超声心动图在肺栓塞症状出现的早期可起到提示和筛查的作用。但因超声诊断肺栓塞大部分需通过间接征象且较依赖操作者技能水平，故各研究报道的敏感性和特异性差别较大。Cheriex 在 60 例血流动力学不稳定的急性肺栓塞病例中，均通过超声心动图检查发现右室扩大、室间隔运动障碍、三尖瓣反流以及肺动脉高压等间接征象，并有 16.7% 的病例在右心内发现血栓。

超声诊断急性胆囊炎敏感性为 54%，特异性为 81%，具有 85% 的阳性预测率以及 47% 的阴性预测率。对于急性水肿型胰腺炎和急性出血性胰腺炎，超声检查准确率分别为 63.6% 和 70.0%。

综上，急性胸痛是急诊科常见就诊症状之一，其病因复杂多样，不乏致命性病因，如急性心肌梗死、主动脉夹层、急性肺栓塞等。而以上致死性病因的常规确诊检查多无法实现实时性。床旁超声的应用为急性胸痛患者及急诊医师带来了福音，其无创、实时、相对准确的特点已成为急诊科医生的助手。目前国内外虽无急性胸痛的超声诊断流程，但针对不同病因的鉴别方法已广为应用。本流程制定基于国内外前沿急诊超声诊断方法，结合国内急诊特点拟定，为急性胸痛的诊治提供无创、实时、相对准确的检查。

（刘小禾　柴艳芬　陈玉国）

参 考 文 献

1. Fernández JB，Ezquerra EA，Genover XB，et al. Chest pain units. Organization and protocol for the diagnosis of acute coronary syndromes.Rev Esp Cardiol，2002，55：143-154.

2. Pitts SR，Niska RW，Xu J，et al. National Hospital Ambulatory Medical Care Survey：2006 emergency department summary.

Natl Health Stat Report，2008，7：1-38.

3. 薛军，韩占红，王明晓，等. 北京市急诊胸痛的病因学调查分析. 中国综合临床，2012，28：1042-1046.

4. Ana Ruigómez A，Rodríguez LA，Wallander MA，et al.Chest pain in general practice：incidence，comorbidity and mortality. Fam Pract，2006，23：167-174.

5. Rose GA，Blackburn H，Gillum RF，et al. CardiovascularSurvey Methods（2nd edn）. Geneva：WHO，1982.

6. Schaper AG，Cook DG，Walker M，et al. Prevalence of ischaemic heart disease in middle-aged British men. Br Heart J，1984，51：595-605.

7. Lampe FC，Whincup PH，Wannamethee SG，et al. Chest pain on questionnaire and prediction of major ischaemic heart disease events in men. Eur Heart J，1998，19：63-73.

8. Autore C，Agati L，Piccininno M，et al. Role of echocardiography in acute chest pain syndrome. Am J Cardiol，2000，86（4A）：41G-42G.

9. 姜颖. 彩色多普勒超声诊断主动脉夹层动脉瘤. 中国医学影像技术，2003，19（03）：311-313.

10. Au Tore C，A Gati L，Piccininno M，et al.Role of echocardiography in acute chest pain syndrome. Am J Cardiol，2000，86：41-42.

11. Atar S，Feldman A，Darawshe A，et al. Utility and diagnostic accuracy of hand-carried ultrasound for emergency room evaluation of chest pain. Am J Cardiol，2004，94：408-409.

12. 穆玉明，景江新，韩伟，等. 急诊床边超声心动图的临床应用价值. 中国超声医学杂志，2005，21（11）：835-837.

13. Lichtenstein DA. Ultrasound examination of the lungs in the intensive care unit. Pediatr Crit Care Med，2009，10（6）：693-698.

14. Atar S，Feldman A，Darawshe A，et al. Utility and diagnostic accuracy of hand-carried ultrasound for emergency room evaluation of chest pain.Am J Cardiol，2004，94（3）：408-409.

15. Lichtenstein D，Hulot JS，Rabiller A，et al. Feasibility and safety

of ultrasound-aided thoracentesis in mechanically ventilated patients.Intensive Care Med, 1999, 25: 955-958.

16. Lichtenstein D, Goldstein I, Mourgeon E, et al. Comparative diagnostic performances of auscultation, chest radiography and lung ultrasonography in ARDS. Anesthesiology, 2004, 100: 9-15.

17. Lichtenstein D, Lascols N, Mezie`re G, et al. Ultrasound diagnosis of alveolar consolidation in the critically ill. Intensive Care Med, 2004, 30: 276-281.

18. Lichtenstein D, Mezie`re G, Biderman P, et al.The lung point: an ultrasound sign specific to pneumothorax. Intensive Care Med, 2000, 26: 1434-1440.

19. Lichtenstein D, Mezie`re G, Lascols N, et al. Ultrasound diagnosis of occult pneumothorax.Crit Care Med, 2005, 33: 1231-1238.

20. 吴雅峰. 肺血栓栓塞症的超声心动图诊断. 中华医学杂志, 2003, 83（5）: 439-440.

21. Cheriex EC, Sreeram N, Eussen YF, et al. Cross sectional Doppler echocardiography as the initial technique for the diagnosis of acute pulmonary embolism. Br Heart J, 1994, 72: 52-57.

22. Hwang H, Marsh I, Doyle J. Does ultrasonography accurately diagnose acute cholecystitis? Improving diagnostic accuracy based on a review at a regional hospital. Can J Surg, 2014, 57（3）: 162-168.

23. 范欲晓, 柏宁野. 超声显像在急性胰腺炎诊治中的应用价值. 中国超声医学杂志, 2003, 19（11）: 871-872.

第七章

介入超声在急危重症中的诊断及治疗

第一节　概　　述

急诊医生常常需要建立深静脉置管，开展脓肿、包块、积液穿刺引流等操作项目。然而人眼视觉特点的限制，无法看见机体深部的组织结构，因此对于深部目标进行穿刺时，往往仅能借助一些体表标志，盲法进行，成功率低，并发症多，危险性高。超声能够突破人眼的局限，清晰的显示人体深部组织结构，并能对目标进行准确定位，同时还能实时观察目标的动态变化，这使得超声引导穿刺技术应运而生。目前超声引导下穿刺技术已经广泛运用于临床，成为各种临床有创操作的安全保障。

（余海放　曹　钰）

第二节　超声引导下血管穿刺

一、概述

血管通路的建立是急诊科医生不可避免的需要面对的问题。临床上常用的外周静脉通道由于其创伤小，并发症少，操作难度低，成为运用最广泛的血管通路。然而面对危重患者，外周静脉往往会塌陷造成建立困难甚至无法建立，或者某些药物血管刺激性过大无法经过外周给药，或者某些血管活性药物需要快速进入中心循环迅速产生作用等，使深静脉置管成为了非常必要的替代手段之一。由于人眼视觉特点的限制，无法看见机体深部的组织结构，因此传统深静脉置管方法是借助身体表面标志、以盲法穿刺为主；但是由于人体内、外部结构的差异等原因，使盲法穿刺存在着一定风险、成功率并不理想。超声成像能够清晰的显示人体内部组织结构，并能对目标血管进行准确定位，同时还能实时动态观察组织结构的变化。在超声影像实时监视和引导下，穿刺针可以轻松避开重要脏器及较大的血管神经，而准确地穿入目标血管内，显著提高穿刺成功率，避免严重并发症的发生。目前在国外深静脉置管时使用超声引导已经成为标准操作规范，广泛运用于临床。

二、超声引导下血管穿刺的设备选择

对于超声设备的选择主要集中在探头和超声模式的选择上。用于引导血管穿刺的超声探头通常选用 4～12MHz 的高频线阵探头；高频线阵探头成像质量较高，穿透能力弱，因而主要用于浅表小器官的检查，大多的目标血管均位于浅表位置，正符合线阵探头的特点。在某些情况下需要穿刺较深的血管时，也可以选用 1～5MHz 的低频凸阵探头。超声模式的选择，在穿刺时通常都是使用普通二维黑白超声进行引导，但在目标血管识别、穿刺位置的确认时，我们往往需要结合彩色多普勒或脉冲多普勒来辅助判断。

三、人员准备

超声引导下穿刺可以单人操作（一手拿探头，一手拿穿刺针），也可以双人操作（一人负责拿探头扫描，另一人穿刺）。穿刺前探头必须用无菌探头套套扎（图 7-1），耦合剂必须使用一次性使用的无菌耦合剂，操作人员必须穿无菌手术衣并戴无菌手套，穿刺部位必须严格消毒并铺无菌巾。此外患者体位通常可以和常规穿刺时一致，但要注意体位应尽可能利于超声探头的放置和操作。

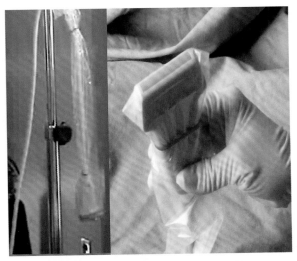

图 7-1　穿刺前探头用无菌探头套套扎图

四、超声引导血管穿刺步骤

（一）识别血管

选择穿刺血管时，我们要具备基本的解剖学基础，在相应血管的体表投影部位再用超声进行搜索，才能快速找到目标血管。由于人体的浅表血管通常都是动静脉伴行的，在普通二维黑白超声下，无论是动脉还是静脉在超声下都显示为圆形或椭圆形液性暗区，因此正确鉴别动、静脉，识别出目标血管非常重要。超声识别动静脉的方法有四种：

1．加压法　由于静脉血管缺乏富含弹性纤维的中膜，管壁较薄，相对于伴行的动脉更容易被压闭，因此可以通过探头加压的方式来观察，首先被压闭的是静脉（图7-2）。

2．彩色血流法　找到目标血管后，打开超声的彩色多普勒血流显像时，迎向探头的血流会显示为红色，背离探头的血流显示为蓝色，因此可以结合血管的解剖学基础及超声探头的朝向就可以区分出动静脉。如图7-3A和7-3B均为右侧腘窝处的声像图：图7-3A中探头朝向肢体末端，因此迎向探头的血流（红色）为流回心脏的静脉，而远离探头的血流（蓝色）为流向肢体远端的动脉；图7-3B中的探头方向恰好与7-3A相反，因此红色为动脉，蓝色为静脉。

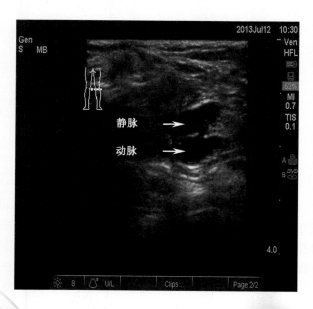

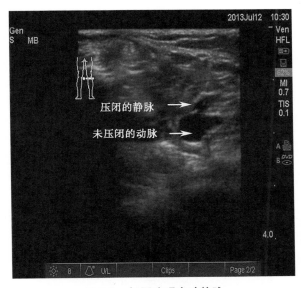

图 7-2 加压法观察动静脉

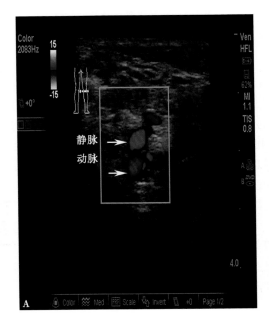

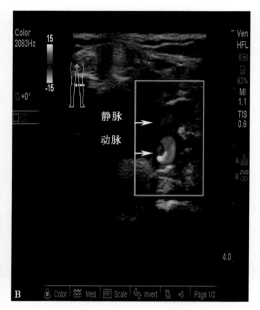

图7-3　彩色血流法寻找动静脉

A. 探头朝向肢体末端；B. 探头方向相反

3. 远端加压信号增强法　打开超声的彩色多普勒血流显像时，可以看见红色和蓝色血流，颜色的亮度代表了血流的速度，血流速度越快，颜色越亮。利用这个原理，可以在目标血管远端挤压肌肉组织，这会使静脉在短时间内回心血量增加，血流速度加快，血流的颜色会短暂变亮，而伴行动脉无此变化，从而确定这变亮的血管为静脉（图7-4）。

4. 脉冲多普勒法　找到目标血管后，打开超声的脉冲多普勒血流显像，将采样框放到相应的血管上，就可以看见相应血管的血流频谱，动脉血流呈规律搏动样高频信号，而静脉血流呈连续性低频信号（图7-5）。

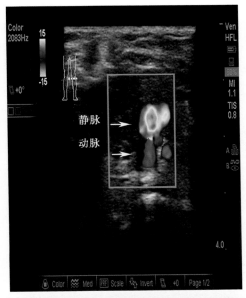

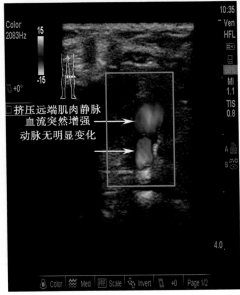

图 7-4　远端加压信号增强法寻找动静脉

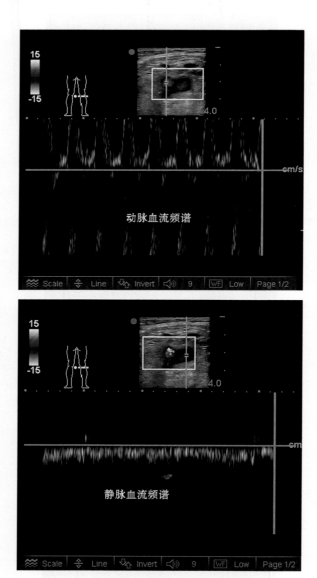

图 7-5 脉冲多普勒法寻找动静脉

（二）穿刺技术

超声引导下血管穿刺有平面内（纵断面）和平面外（横断面）两种方法，它们各有特点，在实际操作中应该综合利用，互相补充。

1. 平面内穿刺法（纵断面法）　平面内穿刺法又称纵断面法，是指超声探头长轴、血管长轴、穿刺针均位于同一平面内的超声引导穿刺方法。此种方法最大的优点是整个穿刺过程中穿刺针的全长及行进途径均始终显示在超声影像中，非常直观，全程可见，并发症少。其缺点主要是穿刺过程中穿刺针容易偏斜到超声扫查平面意外，使穿刺针影像丢失，但随着一些穿刺辅助设备如专用穿刺探头支架的出现，这种问题基本可以避免。另外一个缺点是由于超声探头长轴平行于血管长轴，超声影像只能显示目标血管长轴影像，无法同时监测伴行血管，在操作过程中超声探头扫查角度有可能偏移（尤其是单人操作，一手操作探头，另一手操作穿刺针时），造成目标血管丢失甚至误穿伴行血管，因此此种穿刺方法操作时一定保持连续观察目标血管，穿刺过程中如果出现目标血管脱离超声影像范围，重新搜索到目标血管后一定要重新使用前述方法确定动静脉后再行穿刺。

平面内穿刺法的具体操作方法是：首先将探头长轴与目标血管走向平行，此时就可看见深部血管影像，然后将穿刺针从探头一侧指示点处进针，进针方向一定要与探头长轴平面平行，此时就可在超声仪上看到穿刺针影像与位置，适当调整穿刺针与探头的夹角，使其在超声影像范围内能够穿入血管。在超声监视下缓慢进针，直至针尖穿破血管前壁并抽出血液时，即可停止进针，此时血管穿刺已经成功。如果需要进一步置入中心静脉导管，则可以让助手从穿刺针中插入中心静脉置管导丝，之后置入中心静脉导管，此过程将会全程在超声监

视下完成,非常安全可靠。(图7-6)

　　2.平面外穿刺法(横断面法)　平面外穿刺法又称横断面法,是指超声探头长轴与血管长轴及穿刺针垂直的穿刺方法。此种方法穿刺针更容易从血管壁正中穿入血管,减少血管侧壁损伤可能;穿刺过程中能始终能同时监测伴行血管情况,避免误穿。其缺点也非常明显:穿

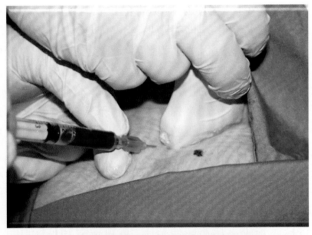

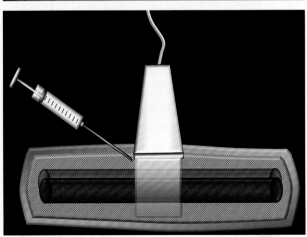

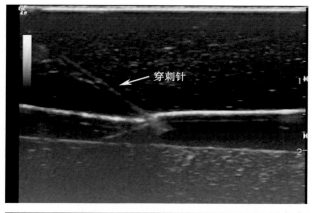

穿刺针

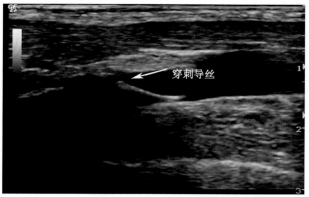

穿刺导丝

图 7-6　平面内穿刺法（纵断面法）

刺过程中仅能看见穿刺针的针尖或穿刺针短轴切面（超声影像上表现为一后方伴有明显混响伪影的高回声亮点），无法看见穿刺针全程；针尖位置不易被识别，即使针尖已经穿过超声平面，其超声影像上仍可表现为伴有混响伪影的高回声亮点，容易造成穿刺过深，穿透血管甚至损伤深层组织器官。因此此种穿刺方法的操作关键点是正确识别超声影像中的针尖位置，并在整个穿刺过程中要适当调整探头位置或角度，使穿刺针针尖始终处于超声影像中。

　　具体穿刺步骤：首先在血管短轴确认目标血管后，将目标血管放置于超声探头正中位置，然后将穿刺针从探头正中位置、在垂直于探头长轴的平面内进针，此时应严密观察探头下方图像，搜寻针尖位置，一旦发现针尖出现在图像平面中，则一边向穿刺方向移动探头，一边缓慢进针，以确保超声图像上始终显示针尖的影像，直至针尖穿破血管前壁进入血管内，此时穿刺针可抽出血液，停止进针，插入中心静脉置管导丝，之后置入中心静脉导管。（图7-7）

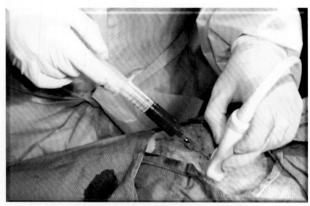

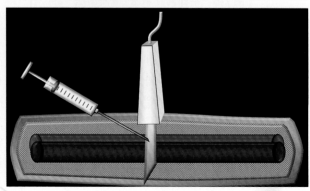

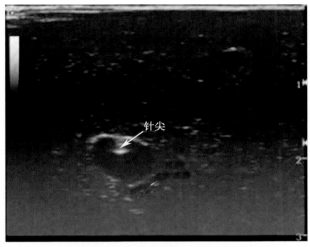

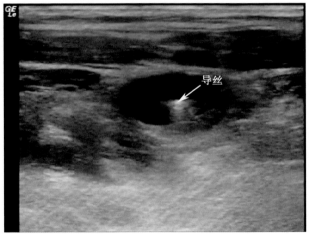

图 7-7 平面外穿刺法（横断面法）

五、总结

超声技术的进步已经使超声进入了床旁诊断和治疗中，超声能够清晰的显示肉眼无法观察到的人体内部组织结构，能够对深部血管、病变等进行准确的定位，并能动态观察血管、组织、病变部位的实时变化,其准确性和安全性是其他影像手段无法比拟的。超声引导下穿刺正是利用了床旁超声的这些特点应运而生,超声引导下可以精确定位目标,避开重要脏器及重要的血管神经,这就能显著提高穿刺成功率,避免了对周围组织的损伤,提高了穿刺安全性。现今超声引导穿刺技术还在不断发展、改善,如专用穿刺支架的运用使超声引导穿刺更加简便、快捷、准确;针对超声进行优化的专用穿刺针使穿刺过程中穿刺针的影像更加清晰直观,这些都将进一步促进超声引导穿刺技术的推广和运用,在不久的将来,超声引导技术必将带领穿刺全面进入可视化时代。

（余海放　曹　钰　马岳峰）

第三节　超声引导下胸腹腔和心包穿刺

床旁超声引导下的介入操作原则和基本步骤包括:术前准备,了解患者病情,与家属谈话并签署知情同意书;器械准备;穿刺前常规进行超声检查,设计穿刺路径、测量穿刺深度等。选择合适的进针途径和最佳穿刺点,尽量避免并发症。超声引导下穿刺,应选择评估最佳的进针位置、深度;穿刺时超声引导,应降低显示深度,将大部分穿刺针及针尖显示在屏幕上。对于肥胖或显示不清者,调节增益或时间 - 增益补偿;用彩色多普勒显示周围血管,避免操作中损伤。作为侵入性操作,介入操作保证全程无菌。放液速度不宜过快,量不宜过多。尽量避免长期置管,避免继发性感染。

一、超声引导下胸腔穿刺术

胸腔积液是常见的临床情况,是各类疾病的伴发状态和并发症,包括肿瘤性疾病、感染性疾病、炎症性疾病、心功能衰竭和低蛋白血症等。超声检查对于评价胸腔积液的质、量,以及保证穿刺操作的安全性较为重要。特别是少于 150ml 的少量积液或包裹性积液,超声比床旁 X 线显示的敏感性更高。对于急重症及机械通气患者,搬运风险高,体位配合性差,超声引导定位使得床旁胸穿引流成为可能。

胸腔积液穿刺的适应证和目的包括:诊断和(或)缓解患者的呼吸困难、呼吸窘迫症状;可进行胸腔冲洗、注射药物治疗等。胸腔穿刺的相对禁忌证包括:出血倾向;胸腔积液过少,或包裹性积液过深,易伤及重要脏器;穿刺部位附近有感染;患者基础病情过重,无法耐受穿刺操作者。上述情况可通过纠正凝血功能或输注新鲜血浆,待胸腔积液量增多,避开感染部位及重要脏器,并结合穿刺者的经验和患者具体情况,开展床旁胸穿治疗。

术前准备与操作步骤包括:知情同意、穿刺点选择、穿刺点消毒、局部麻醉、抽取积液、标本制备和胸膜腔穿刺术后评估等。

(一)术前准备

了解患者基本病情,与家属谈话,签署知情同意书;器械准备;穿刺前常规进行超声检查,设计穿刺路径、测量进针深度,应包括以下内容:

1. 确定患者的体位　轻症患者取坐位,重症患者取平卧位或半卧位、侧卧位。与穿刺操作时体位保持一致。

2. 评估积液　明确是游离性还是包裹性积液,确定积液的部位及深度,判断积液量。

3. 选择进针途径　超声全面检查胸腔积液情况及分布,寻找积液较深位置。确定穿刺点及进针路径,记录积液深度,了解是否合并胸膜增厚,积液腔内有无沉淀、絮状物及分割。这些可以作为选择穿刺针粗细的参考。若有可能,操作者应先观察胸部 X 线或胸部 CT 后进行超声检查,这样可使超声扫查更为全面,图像分析和穿刺引导更为准确可靠。

4．操作前超声检查　患者端坐位,背对操作医生端坐于凳子上,双臂平放在桌面上,头轻枕双手,并将后背弓起,一般在肩胛线和腋后线上选择穿刺点;半卧位或平卧位者通常在腋中线肋间选择穿刺点,避免位置过后,卧位对引流管的压迫和影响胸腔积液的引流。最佳穿刺点应选在液深较大,尽量选择第 9 肋以上,其位置不宜过低,以避免靠近肋膈角穿刺,误伤心脏、肝脾等腹部器官。在胸壁皮肤上用记号笔标记穿刺点(图 7-8)。

（二）操作步骤

1．按照术前超声检查的相同的体位　复核穿刺位点后,常规消毒铺巾、局麻、无菌穿刺探头准备。

2．穿刺抽液　让患者保持平静呼吸,紧贴胸腔液体定位处,在超声引导下用 18～21G PTC 针穿刺至积液内,肋骨上缘插入针头,针头在超声屏幕上显示为液性暗区中的强回声点,导丝及导管在胸腔积液中可见。实时超声下穿刺可见大部分穿刺针及针尖显示(图 7-9)。拔出针芯,连接引流管和集尿袋。

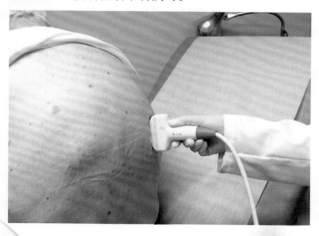

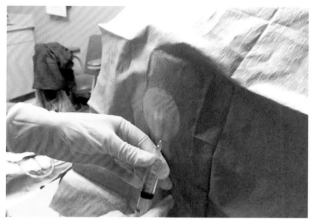

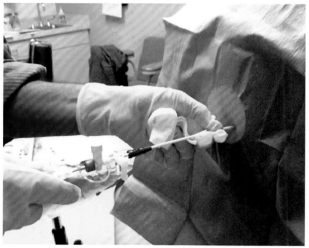

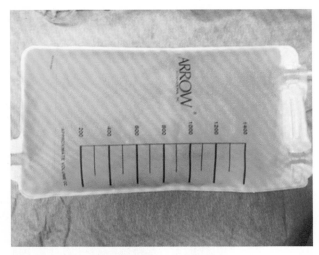

图 7-8 胸腔积液穿刺示意图（图片引自 Ernst A，HerthFJF. Thoracentesis.Principles and Practice of Interventional Pulmonology. New York：Springer，2013：577.）

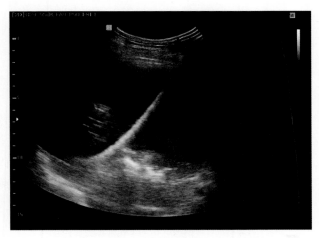

图 7-9 实时超声下穿刺可见大部分穿刺针及针尖显示

3．胸腔给药　根据病情考虑，注入适当药物。在抽液注药以后，退出穿刺针，局部覆盖纱布，胶布固定，手指压迫 5 分钟。

4．胸腔积液送检　注射器适量抽液，送常规、生化、ADA、找脱落细胞、细菌学培养等检查。胸腔积液常规、生化为必需项；怀疑肿瘤转移者，找脱落细胞；胸腔积液可疑感染者，加做细菌培养等。

5．术后评估　置管成功后，将导管与引流袋连接持续引流，每次不能超过 800～1000ml，并及时补充血浆白蛋白。置管后每 24～48 小时，超声及时评估胸腔积液量、胸腔积液性状。

（三）并发症及处理注意事项

选择 3.5～5.0MHz 的腹部探头对于实施胸腔穿刺最为适当。选择评估合适的进针位置、深度；超声引导下包裹性积液穿刺，超声视野应充分显示针尖及积液、肺实质、包裹腔隙等，必要时应用彩色多普勒检查，避免伤及血管、肺实质及重要脏器。穿刺时降低显示深度，将大部分穿刺针及针尖显示在屏幕上。对于肥胖或显示不清者，调节增益或时间 - 增益补偿；加用彩色多普勒显示周围脏器及血管，避免操作中损伤。

穿刺作为侵入性操作，保证全程无菌。如抽出血性胸腔积液，应放置数分钟，胸腔积液因为胸膜的纤溶作用，一般无凝块。如果为鲜红色，并出现凝结，考虑伤及血管，立即停止穿刺，并给予吸氧等对症处理。或出现胸闷气促加重，超声探及前胸第 2 肋间，超声显示胸膜滑动消失、条码征等，为医源性气胸，应及时停止该穿刺路径，拔出穿刺针。重新评估肺部情况，必要时更换穿刺路径再行操作。

二、超声引导下腹腔穿刺术

腹腔穿刺的适应证为：评估新发的腹水；已有腹水

的检查和评估,协助诊断;改善大量腹水引起的腹胀、呼吸困难等症状。临床怀疑患者腹腔内脏器破裂、穿孔或存在自发性细菌性腹膜炎时,延误穿刺往往会影响患者预后,诊断性穿刺应立即进行。相对禁忌证为:凝血功能异常,广泛肠梗阻伴肠管扩张,腹壁存在手术瘢痕。应用腹部超声检测并指导调整穿刺位置,可以降低肠穿孔的风险。

术前准备与操作步骤包括:签署知情同意书、穿刺点选择、穿刺点消毒、局部麻醉、抽取积液、标本制备和送检、穿刺术后评估和观察等。

(一)术前准备

1. 了解患者基本病情　与家属谈话,向患者和家属解释该操作,并签署知情同意书。操作前排空膀胱,无须禁食。器械准备。

2. 确定患者的体位　进行腹腔穿刺术时患者通常取仰卧位,或略抬高床头。明确腹腔积液的分布。临床上,游离性腹腔积液占绝大多数。包裹性腹腔积液穿刺风险较高,更需要超声引导下穿刺引流,提高腹穿的成功率、减少并发症。

3. 穿刺针的选择　腹腔穿刺针头的选择取决于是行诊断性还是治疗性穿刺。一般说来,应尽可能选择最细的针头进行穿刺,以使针头刺入血管或肠管的概率降至最低。对于较瘦体形的患者施行诊断性腹腔穿刺术时,可以用 10ml 或 20ml 注射器,肥胖患者则选择 60ml 注射器。对于治疗性腹腔穿刺术,应使用更大的 15G 或 16G 针头以加快腹水抽取。

4. 穿刺点的选择　腹腔穿刺术通常在左下腹(反麦氏点)进行。在正中线脐上或脐下处,可能有腹壁侧支血管,因此穿刺前先用彩色多普勒超声检查,并避开这些区域。也应避开手术瘢痕及可见的静脉。穿刺点腹部超声探头,避开鼓胀或粘连的肠管。该部位叩诊呈浊音、不能触及脾脏,并且在预定穿刺点周围数厘米内没有手术瘢痕。如果不确定,可以使用超声在穿刺过程中进一步确认腹水、腹穿针(留置管)的存在,以及确认穿刺范围内没有漂浮的小肠或肿大的脾脏。选择穿刺点后,记号笔标记。

(二)操作步骤

1. 穿刺点周围皮肤常规消毒、铺巾,注意不要擦去标记痕迹。

2. 使用"Z"型技术穿刺　在治疗性腹水引流,大量腹腔穿刺放液(抽取腹水量大于5L)尤其要注意。施行麻醉,然后可在选好的穿刺点沿切线方向进针行皮肤麻醉,注射少量利多卡因形成皮丘。形成皮丘后,退出针头,将针头置于穿刺点垂直腹壁。使用"Z"型路径技术,逐渐注射3～5ml利多卡因麻醉整个软组织路径。"Z"型路径技术在皮肤和腹水之间建立一个非直线的路径,从而有助于降低腹水渗漏的可能。

3. 穿刺针进针　穿刺针沿麻醉路径,使用"Z"型路径插入。可选择穿刺针直接引流,穿刺针穿入皮肤后,刺入腹腔前,针头在皮下水平前进,穿刺针进入腹腔并抽吸到腹水。诊断性腹穿收集到足够的标本后,拔出穿刺针,局部压迫5分钟后纱布覆盖。治疗性腹穿选择深静脉导管,应用Seldinger手法置管,连接三通管及引流袋(图7-10)。腹带加压包扎,以免腹腔压力下降过快,引起血流动力学变化。

4. 腹水送检　无论是以诊断或治疗为目的抽取的腹水,都应送检腹水常规、生化;腹水标本量足够时,选择加做腹水ADA、CEA、细菌培养和脱落细胞检查,对患者的整体治疗方案具有指导作用。

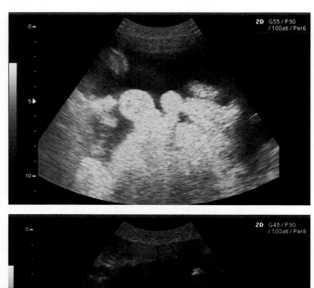

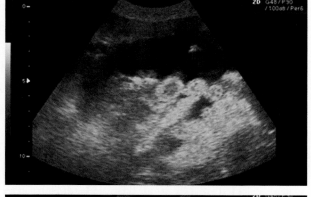

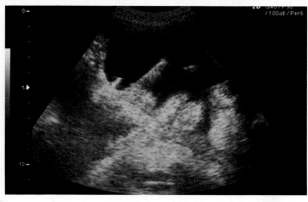

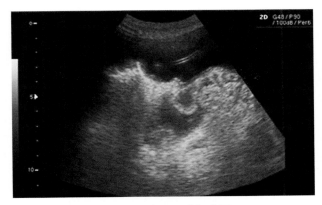

图7-10　腹腔积液超声图

5. 术后评估　如果大量腹腔穿刺放液,应及时评估患者的血压、心率、血氧饱和度等生命体征及腹部穿刺位置的渗漏及引流情况。

（三）并发症及注意事项

腹腔穿刺术最常见的并发症为腹水渗漏,通常发生于"Z"型路径技术操作不正确、使用大口径针头和（或）皮肤切口过大时。采取上述正常的手法,仔细操作,可避免类似情况的发生。解决方案包括及时更换敷料、充分放腹水、加用利尿剂。穿刺部位如果切口过大,腹水持续渗漏,可局部缝合穿刺点皮肤。腹穿引起的腹壁血管出血、肠穿孔、继发腹腔感染、死亡,均为罕见。腹部探头选择浅表器官模式,了解腹壁血管分布。腹壁探头超声监视下了解腹穿针和腹内组织的相对位置,可避免上述并发症的发生。

三、超声引导下心包穿刺术

心脏压塞也是急、危重症之一,多继发外伤或心脏术后、急性心包炎症、恶性肿瘤等基础疾病,需积极救治。心脏压塞的典型表现为 Beck 三联症：静脉压升高、动脉压下降、心音遥远。在繁忙的急诊室，听诊会受到患者血压偏低影响而无法检测。所以目前心包积液诊断的金标准是床旁心超检查，胸部 CT 检查也可看到心脏外心包积液的分布情况。

紧急心包穿刺的前提是有心脏压塞症状，并非大量心包积液都需要紧急心包穿刺。心包穿刺还可用于诊断性心包穿刺抽液、恶性心包积液的持续引流，以及心包脓性液体的置管引流、心包腔药物冲洗等。对穿刺困难的患者，心脏超声显像与胸部 CT 等影像学检查相互印证，了解心包的周围解剖结构，对于合理选择体位和穿刺路径尤为重要。患者能够采取的体位和操作者熟悉的穿刺方法决定穿刺路径。穿刺前定位和穿刺中超声检测是确保穿刺成功和减少并发症的必要因素。

心包穿刺的禁忌证：出血倾向，穿刺部位感染，心包积液量过少，无法选择合适的穿刺部位，患者不能配合穿刺。

心包穿刺超声应选择心脏探头。心包填压的超声显示：心包腔内明显液性暗区，右心室壁和右心房塌陷、心脏呈 D 字形，室间隔与左心室后壁同向运动，肝静脉前向血流呼气时相消失（图 7-11）。

（一）穿刺路径的选择

临床上穿刺路径有通常有 3 种：剑突下、心尖区及胸骨旁。用心超探及的数个超声窗（肋下、胸骨旁、心尖）进行系统性超声估测心包积液的分布情况（图 7-12）。

1. 剑突下途径　在剑突下与左肋弓下缘之间，朝向左肩方向，与皮肤呈 $15°\sim30°$，将穿刺针刺入心包腔内，缓慢推进同时连续抽吸。如果未吸到液体，应及时退针并再调整方向。针刺需要的深度受患者解剖特征的影响。对于大多数患者，$7\sim9cm$ 长的针就足够，但对肥胖

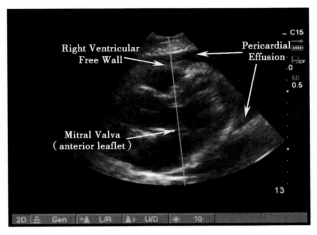

图 7-11　心脏压塞超声图像

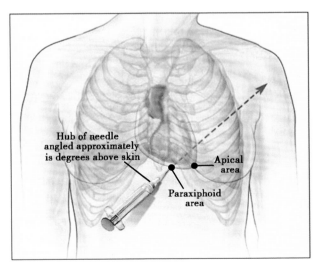

图 7-12　心包穿刺路径图（图片引自：Spodick DH.Acute Cardiac Tamponade.New England Journal of Medicine，2003，(349)：684-690.)

患者,可能需要更长的针(12cm)。对婴儿和儿童,4cm长的针已足够。如果第二次穿刺仍未抽到液体,退针到皮肤后调整针,使针的方向与上次穿刺针的路径在患者偏右侧成15°,逐渐从患者左侧向右侧逐步调整抽吸方向,直到穿刺针朝向患者的右肩。超声引导通常可使临床医生避免在穿刺时误刺入其他器官。

2．心尖区途径　心尖区穿刺入路靠近厚壁的左心室,且心尖区冠状动脉细小,可减少心脏并发症的风险。但靠近左侧胸膜腔,增加了发生气胸的风险。心尖进针区在左乳头外侧肋间隙,心尖搏动最明显处,从肋骨上缘进针,朝向患者的右肩方向。

3．胸骨旁途径　胸骨左缘是胸骨旁路径的标记。左胸骨旁路径最常使用,在第5或第6肋骨上缘紧邻胸骨边缘处、垂直于皮肤进针,左肺的心切迹在此处显露出心包。避免太靠外侧(胸骨缘外1cm以上)进针,以防损伤胸廓内动脉。当超声提示右侧入路更好时,偶尔也会应用类似的右侧胸骨旁进路。

（二）操作步骤

根据床旁心超观察结果,必要时综合胸部CT检查,选取适当体位和穿刺入径。常规消毒、铺巾和局部麻醉。心包穿刺准备材料包括:基础治疗盘1套、心包穿刺包1个(内含:心包穿刺导管、穿刺针、导丝、止血钳、纱布数块、孔巾1块、弯盘1个),50ml、10ml、2ml注射器各1支、无菌治疗碗1个、量杯1个、无菌手套2副、试管数支、心电监护仪及心肺复苏器械。同时需准备2%利多卡因及急救药品如肾上腺素、多巴胺等。让患者保持平静呼吸,再次确认穿刺位点和部位,用深静脉置管针,用Seldinger法沿导丝置入中心静脉导管或猪尾导管,确保导管放置位置深度足够后,退出导丝并保留引流管,皮肤缝线将引流管固定于皮肤并覆盖纱布固定,接无菌引流袋。

(三)注意事项

术后再次超声确认穿刺管的位置,观察患者的生命体征情况,注意引流液的颜色、性状及引流量。首次放液量 100ml 左右,以后每次抽液 300～500ml 左右。引流不宜过快,引流管应妥善固定,放置时间不宜过长,以免合并感染。心包穿刺术后,应在配有适当设备的房间内观察患者,以监测心电图、心包导管的通畅性,以及引流。大多数情况下,心包穿刺术并不能完全排空积液,积液的活动性分泌或出血可能导致积液再次蓄积。因此,我们推荐留置心包导管 24～48 小时或直至引流量小于 50ml/d。

(四)术后并发症及预防处理

心包穿刺术后并发症包括:冠状动脉、心肌损伤;肝和(或)肺损伤;抽液过多引起右心室和右心房急性扩张;严重心律失常;心包积液导管感染或心包刺激症状。预防处理措施包括:术前仔细权衡、选择最佳进针点;谨慎操作,尽量缩短操作过程;避免抽液过多,长期置管者预防性使用抗生素等。

参 考 文 献

1. Mayo PH,Goltz HR,Tafreshi M,et al. Safety of ultrasound-guided thoracentesis in patients receiving mechanical ventilation. Chest,2004,125(3):1059-1062.

2. Barnes TW,Morgenthaler TI,Olson EJ,et al. Sonographicallyfuided thoracentesis and rate of pneumothorax. J Clin Ultrasound,2005,33(9):442-446.

3. Feller-KopmanD.Ultrasound-guided thoracentesis. Chest,2006,129(6):1709-1714.

4. Lichtenstein DA. Ultrasound in the management of thoracic

disease. Criti Care Med，2007，35（5S）：S250-261.

5. Nazeer SR，Dewbre H，Miller AH. Ultrasound assisted paracentesis performed by emergency physicians vs the traditional technique：a prospective，randomized study. Am J Emerg Med，2005，23（3）：363-367.

6. Spodick DH.Acute Cardiac Tamponade.N Engl J Med，2003，349（7）：684-690.

7. Nagdev A，Stone MB. Point-of-care ultrasound evaluation of pericardial effusions：Does this patient have cardiac tamponade? Resuscitation，2011，82（6）：671-673.

8. Catherine. MJ，Lanes SF. Ultrasound Guidance Decreases Complications and improves the cost of care among patients undergoing thoracentesis and paracentesis. Chest，2013，143（2）：532-538.

（邓　至　宋振举　童朝阳）

第四节　其他部位介入超声的诊断及治疗

一、超声引导下不同脏器组织或占位病变穿刺活检术

（一）适应证

需要明确诊断的不同脏器或软组织病变或占位性病变的病理学诊断，超声能够显示（图 7-13）。常见的情况主要有：

（1）不同脏器病变组织活检，如肝脏组织、肾组织。

（2）不同脏器内占位性病变。

（3）软组织内占位性病变。

（二）禁忌证

（1）明显出血倾向、凝血功能障碍、血小板减少者。

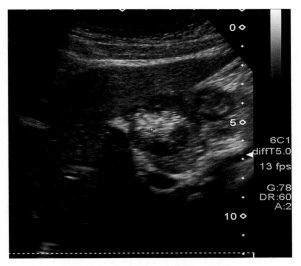

图 7-13 超声显示肝左叶结节影

（2）无安全穿刺路径。

（3）不能配合患者。

（三）操作方法及步骤

1．患者准备

（1）向患者及家属解释活检的必要性及安全性，并简要说明操作过程，取得书面同意。

（2）核对血常规、出凝血功能等是否正常。

（3）术前使用抗凝治疗者应停药至少 5 天以上，并复查凝血指标。

（4）预计出血风险大者，宜术前使用止血药物。

2．操作步骤

（1）体位：受检患者取适当的体位，充分暴露所穿刺部位的皮肤，叮嘱患者平静呼吸。

（2）选择穿刺路径能够避开大的血管、膈肌、肠管、肺等重要脏器，尽量选择短的穿刺路径。

（3）常规皮肤消毒，铺巾。

（4）穿刺方法：对于穿刺随呼吸运动而活动的脏器内病变时，局麻后穿刺前嘱患者屏气，迅速进针至病灶前缘并扣动扳机，拔出穿刺针，完成一次穿刺活检过程（图7-14）。常规穿刺2～3针。

（5）送检：活检组织放入福尔马林溶液固定送病理；如需进行细菌培养则放入生理盐水内送实验室。

（6）穿刺活检术后伤口敷以纱布，胶布固定。

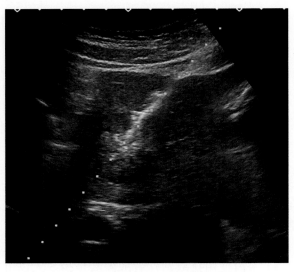

图7-14　超声引导下肝左叶结节穿刺活检

（四）并发症及其处理

针道出血是常见并发症，给予局部按压一般可自行止血，也可注射巴曲酶等凝血药。其他并发症有动静脉瘘、感染、肿瘤针道种植、误伤其他脏器等较少发生。

二、不同部位脓肿或感染灶穿刺抽脓及置管引流术

（一）适应证

（1）肝脓肿。

（2）周围型肺脓肿。

（3）急性胰腺炎周围积液、假性囊肿。

（4）腹腔手术后术区积液。

（5）盆腔脓肿。

（6）阑尾脓肿。

（7）软组织内脓肿。

（二）禁忌证

（1）严重出血倾向者。

（2）无安全进针路径者。

（3）脓肿显示不清或液化不全，则不宜进行经皮脓肿穿刺抽吸及置管引流。

（三）操作方法及步骤

（1）根据脓肿部位和穿刺路径选择患者体位，超声检查确定穿刺路径，以脓肿离体表最近且避开重要结构为宜。

（2）穿刺部位常规消毒铺巾。

（3）局麻后，嘱患者屏气，超声引导下 PTC 针穿刺进入脓肿内，拔除针芯，经针鞘置入导丝，扩张管扩张皮肤后，退出针鞘，置入引流管，退出导丝，接引流袋（图 7-15、图 7-16）。

（4）固定引流管。

（四）副作用、并发症及处理

主要包括出血、感染扩散、气胸或脓胸等。穿刺过程中注意避免穿刺较大血管或胸腔等一般可避免上述并发症的发生，一旦发生则需给予对症处理。

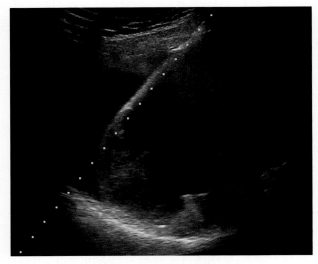

图 7-15　肝右叶脓肿置管引流术

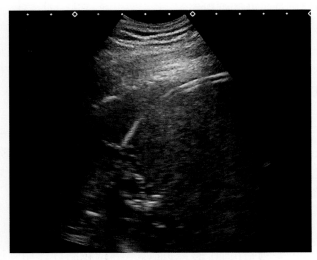

图 7-16　肝右叶脓肿置管引流后明显缩小

三、超声引导经皮胆管穿刺置管引流术

（一）适应证

梗阻性黄疸，肝内胆管扩张>4mm（图 7-17），需术前胆道减压或姑息性胆道引流者。

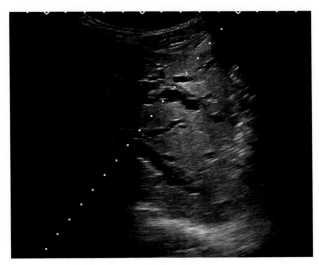

图 7-17　肝左叶肝内胆管扩张

（二）禁忌证

（1）严重出血倾向。

（2）肝前穿刺路径上有腹水。

（3）肝内胆管内径<3mm。

（4）完全不能配合穿刺。

（三）操作方法及步骤

（1）仰卧位或左侧卧位，超声选择拟穿刺胆管，确定穿刺路径，应避开较大血管。

（2）常规消毒铺巾。

（3）利多卡因注射局部麻醉，超声引导下 PTC 针穿刺

进入胆管,拔除针芯,观察胆汁流出后,经针鞘置入导丝(图 7-18),扩张管扩张皮肤后,退出针鞘,置入引流管,退出导丝,接引流袋,必要时可将胆汁送细菌培养 + 药敏试验;

（4）固定引流管。

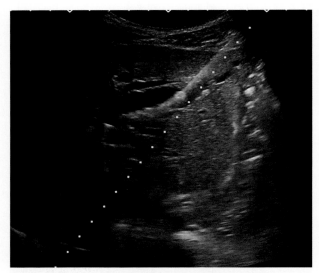

图 7-18　超声引导下肝左叶胆管置管引流术

（四）副作用、并发症及处理

并发症主要包括有：

（1）胆漏和胆汁性腹膜炎：置管失败时容易出现,可给予局部按压、禁食、泵入生长抑素等。

（2）胆道内出血：置管初期引流的胆汁内可有少量出血,一般不需特殊处理。如出血量大,应给予止血药物,必要时给以夹闭引流管或间断引流。如仍然难以控制应行血管造影下肝动脉栓塞治疗。

（3）腹腔内出血较少见,可对症处理。

（4）菌血症较少见,应充分引流并给予抗菌药物治疗。

（5）胆管门静脉瘘胆汁经针道进入门静脉,引起寒

战、高热,继发菌血症,需立即处理;

（6）气胸较少见,一般给予密切观察即可,必要时可行闭式引流。

四、超声引导经皮胆囊造瘘术

（一）适应证

（1）急性胆囊炎（图7-19）。

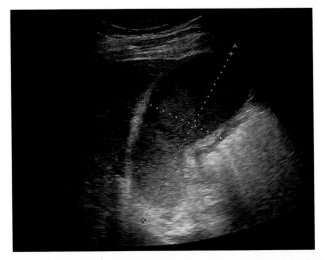

图7-19　胆囊炎超声表现,胆囊增大,壁增厚,胆囊腔内透声差

（2）胆总管下段梗阻伴胆囊增大,需胆汁引流。

（3）妊娠期急性胆囊炎患者。

（二）禁忌证

（1）严重出血倾向者。

（2）肝前穿刺路径上有较大量腹水者。

（3）由于胃肠气体、肋骨干扰或患者过于肥胖导致胆囊显示不清者。

（三）操作方法及步骤

（1）患者仰卧位或左侧卧位,超声检查确定穿刺路径,避开较大血管为宜。

（2）常规消毒铺巾。

（3）局部麻醉后超声引导下 PTC 针穿刺进入胆囊内,拔除针芯,观察到黏稠胆汁流出后,经针鞘置入导丝,扩张管扩张皮肤后,退出针鞘,置入引流管,退出导丝,接引流袋（图 7-20）。必要时胆汁可送细菌培养＋药敏试验；

（4）固定引流管。

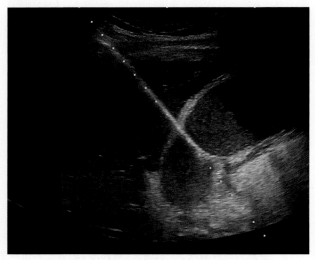

图 7-20　胆囊炎超声引导下穿刺置管引流术

（四）副作用、并发症及处理

常见并发症包括胆心反射、胆漏等,胆心反射常发生于术中或术后短时间内,可密切观察,必要时对症处理、胆汁充分引流可以避免胆瘘的发生。

五、超声引导经皮肾盂造瘘术

（一）适应证

（1）不同原因导致肾积水患者（图 7-21）。

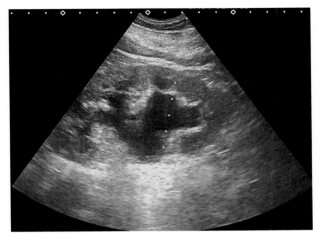

图 7-21 肾盂扩张积水

（2）其他可经肾盂进行的诊断和治疗。

（二）禁忌证

（1）严重出血倾向者。

（2）伴发肾盂肿瘤者为相对禁忌证。

（三）操作方法及步骤

（1）患者俯卧位或侧卧位。

（2）穿刺部位常规消毒铺巾。

（3）局麻后，超声引导下 PTC 针穿刺进入扩张肾盂内，拔除针芯，观察到尿液流出，置入导丝，扩张管扩张皮肤后，置入引流管，接引流袋（图 7-22）。

（4）固定引流管。

（四）副作用、并发症及处理

常见并发症包括：

（1）出血及肾周围血肿：少量出血可给予密切观察，出血量较大可注射凝血酶并给予暂时夹闭引流管。

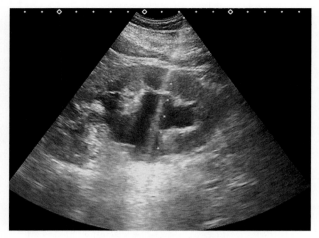

图 7-22　肾盂积水超声引导下置管引流术

（2）动静脉瘘及假性动脉瘤等血管并发症较少见，主要是由于穿刺过程中穿刺针损伤血管所致，是后期出血的主要原因，需手术治疗或选择性动脉栓塞治疗。

（3）引流管不通畅有堵塞或引流管脱出肾盂所致，可用导丝或注入少量生理盐水试通，失败后需重新置管。

六、超声引导经皮膀胱造瘘术

（一）适应证

1. 暂时性膀胱造瘘术适应证

（1）梗阻性膀胱排空障碍所致之尿潴留，如前列腺增生症、尿道狭窄且导尿管不能插入者。

（2）阴茎和尿道损伤。

（3）化脓性前列腺炎、尿道炎、尿道周围脓肿等。

2. 永久性膀胱造瘘术适应证

（1）神经源性膀胱功能障碍，不能长期留置导尿管，或留置导尿管后反复出现睾丸炎或附睾炎者。

（2）尿道肿瘤行全尿路切除术后。

（二）禁忌证

（1）严重出血倾向者。

（2）伴发膀胱肿瘤者为相对禁忌证。

（三）操作方法及步骤

（1）患者取平卧位。

（2）穿刺部位常规消毒铺巾。

（3）局麻后，超声引导 PTC 针穿刺进入膀胱内，拔除针芯，观察到尿液流出，置入导丝，扩张管扩张皮肤后，退出针鞘，置入引流管，接引流袋。

（4）固定引流管。

（四）副作用、并发症及处理

该技术在实时超声引导下进行，容易成功避开肠管及较大血管等重要结构，安全，成功率高，并发症发生率低，可及时对症处理。

（于明安）

参 考 文 献

1.　Hind D，Calvert N，McWilliams R，et al. Ultrasonic locating devices for central venous cannulation：meta-analysis. BMJ，2003，327（7411）：361-367.

2.　Riaz A，Shan Khan RA，Salim F. Ultrasound guided internal jugular venous cannulation：comparison with land-mark technique. Journal of the College of Physicians and Surgeons Pakistan . JCPSP，2015，25（5）：315-319.

3.　Matera JT，Egerton-Warburton D，Meek R. Ultrasound guidance for central venous catheter placement in Australasian emergency departments：potential barriers to more widespread use. Emergency Medicine Australasia. EMA，2010，22（6）：514-523.

第八章

床旁超声在胃肠功能评估中的临床应用

第一节　概　　述

随着诊断技术的不断提高和诊断领域的不断扩大，超声以能够为临床提供更多的影像信息而日益受到重视。超声检查不受年龄及病情轻重限制，实时动态、诊断快速、安全、可重复进行。胃肠超声检查是急危重症超声应用的又一拓展。ICU 重症患者的急性胃肠功能障碍和衰竭受到越来越多重视。文献表明高达 59.1%的 ICU 患者发生至少一种胃肠道症状，36.2% 患者出现2 种及以上胃肠道障碍的表现。越来越多的证据表明重症患者中胃肠道疾病的发展与预后不良密切相关，早期制定目标导向治疗方案可以改善重症患者器官功能和预后。ESICM 工作组于 2012 年提出了急性胃肠损伤的定义及分级，并针对各种胃肠道症状，如呕吐、胃潴留、腹泻、胃肠道出血、下消化道麻痹、异常肠鸣音、肠管扩张给出了具体的定义、判定标准以及处理方案。然而目前存在的问题是，对于胃肠道障碍的量化以及评估手段匮乏，重症患者不可能常规去放射科完善 X 线、CT 或者常规进行胃肠镜检查以确定其胃肠损伤级别，而超声检查作为现在急危重症医师看得见的"听诊器"，不受年龄及病情轻重限制，可在床旁重复进行，且实时动态观察其变化,可安全且快速有效的做出诊断。因此,胃肠道超声对于 ICU 患者来说无疑是值得首选的检查手段。

第二节 超声对于评价胃肠功能障碍的意义

胃肠道功能包括促进营养物质和水的吸收、调节肠道菌群及其产物的吸收、内分泌和免疫功能。如果胃肠道不具备完整的消化和吸收功能,无法满足机体对营养物质和水的需求,比如说存在胃轻瘫伴有大量胃潴留或反流、食物不耐受、胃肠道麻痹、肠管扩张、腹泻、腹腔内高压、甚至存在肠道缺血坏死、胃内容物或粪便中可见出血甚至失血性休克则表示存在胃肠功能障碍。然而目前缺乏相关仪器和指标来监测胃肠道功能,很难对急性疾病过程中胃肠道功能作出可靠的评估。超声检查的特点是以断面图像的方式显示胃肠管腔内的充盈情况和排空变化,显示管壁的蠕动和层次结构特点并且提示病变所在部位、范围、病变大小和管壁增厚的程度。在胃肠管腔扩张性的检查中,不仅能了解管腔异常充盈的形态变化,更可动态观察其功能的病理生理改变,其动态的特点以及可重复性强在一定程度上弥补了内镜和 X 线造影的不足。

胃肠超声可用于:①观测胃肠蠕动情况;②评估胃腔的潴留量,评价是否存在急性胃扩张;③判断是否存在麻痹性肠梗阻、肠套叠等情况;④鼻空肠营养管的引导及定位。

第三节 胃肠道正常超声征象

一、胃

胃是消化管腔中最宽大的部分,正常成人的胃充盈状态下容积可达 1.5L。胃上部经贲门连接食管,下经幽门接十二指肠,以贲门口周围直径 4.0cm 的范围称为贲门部,其左侧的膨出部称胃底,位于左膈下肝脾之间,是胃最固定的部位。贲门和胃底以下的部分称为胃体,胃体下部称胃幽门窦,简称胃窦,其前上方的胃壁为胃前壁,后下方为胃后壁,前后壁的上缘称为胃小弯,下缘称为胃大弯,充盈状态下胃小弯侧胃体与幽门窦之间有一折弯,称为角切迹,简称胃角,是胃体与幽门窦的分界。幽门部经肝胃韧带与肝相连,位置比较固定。胃经幽门连接十二指肠部(图 8-1)。

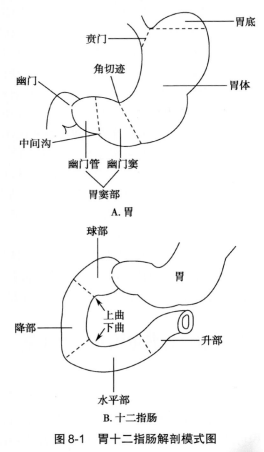

A. 胃

B. 十二指肠

图 8-1　胃十二指肠解剖模式图

胃底后上方与左膈穹隆相邻，胃底的左背侧为脾脏，胃后壁隔网膜囊与左肾上腺、左肾、胰腺及横结肠系膜相邻，胃小弯侧的胃前壁与肝左叶及肝左内侧叶相邻，大弯侧的胃体与幽门窦前壁的一部分与前腹壁直接贴靠。

二、十二指肠

为小肠的起始段，为无系膜小肠，形状和位置个人差异很大，一般约呈"C"形，包绕胰头，分为四部：第一部为上部，在第 12 胸椎与第 1 腰椎交界处起自幽门，水平向右后方，在肝门下方急转向下，形成十二指肠上曲，并移行为第二部降部，继而在第 1，2 腰椎和第 3 腰椎上半的右侧下行，至第 3 腰椎处急转向左弯成十二指肠下曲，并移行为第三部水平部，也称下部，至主动脉腹部前方移行为第四部升部，该部最短，自主动脉腹部前方斜向左上至第 2 腰椎左侧再向下转折于空肠，称为十二指肠空肠曲（图 8-1）。

十二指肠前方为胆囊，后方有胆总管、胃十二指肠动脉及肝门静脉经过。降部前方有横结肠，外侧与右肾相邻。十二指肠"C"形的凹槽内为胰头。

三、系膜小肠

空肠和回肠全部为腹膜所包被，并借腹膜形成肠系膜附于腹后壁。系膜小肠上 2/5 为空肠，位于左上腹腔，下 3/5 段迂曲较多，故名回肠，两段之间无明显界限，回肠末端多位于右侧腰大肌前面，折向右上方至右髂窝，经回盲结肠口连接大肠（图 8-2）。

四、大肠

分为盲肠、结肠和直肠三部分。盲肠附有蚓突，即阑尾。结肠又分为升结肠、横结肠、降结肠及乙状结肠四部（图 8-2）。

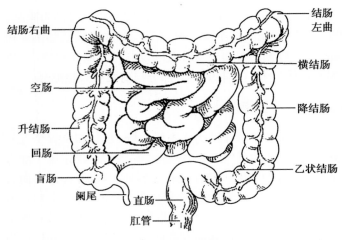

图 8-2　肠道解剖模式图

第四节　床旁胃肠超声检查准备

一、检查前准备

1. 检查前空腹 12 小时以上（胃肠穿孔者除外）。

2. 检查前一般不需饮水，当胃腔内大量积气时可适当饮水 500ml。

3. 胃肠超声检查应安排在 X 线钡餐造影及胃镜检查前进行，以减少钡剂及气体的干扰。

4. 结肠超声检查无须特殊准备，但应安排在钡灌肠及结肠镜检查之前。

5. 乙状结肠和直肠超声检查可适当充盈膀胱，以使膀胱后方的组织结构显示清晰。

二、检查时常用体位

1. 胃超声检查　仰卧位及半坐位是检查胃体、胃底、胃窦和幽门常用的体位；左侧卧位有利于扫查食管下段和贲门；右侧卧位有利于观察胃内容物的移动及幽门的开放情况。

2. 十二指肠超声检查常用体位　　十二指肠球部及降部扫查常采用仰卧位及左侧卧位；十二指肠水平部扫查常采用仰卧位、半卧位。

3. 结肠及小肠超声检查　　通常采用仰卧位。

第五节　胃肠功能正常超声征象

胃肠内容物有气体、液体、食糜或粪便。在声像图中，胃肠管腔内气体易于识别，食糜或粪便可呈不同程度的中等至高强回声，液体的回声决定于液体本身的纯净程度。在正常生理情况下，以上几种物质多呈混合类型存在于胃腔内。实时超声观察可见它们在胃肠腔内流动的情况，同时因蠕动而在形态上发生的变化特点有助于将正常胃肠结构同腹部肿块区别开来。空腹胃底及胃体胃壁因黏膜较集中而显得较胃窦壁厚，厚度有时可达1.0cm。随着胃腔充盈，黏膜和黏膜皱襞展开，其厚度接近于胃窦处胃壁。正常人胃壁厚度范围为 3～5mm（平均 4.1～4.5mm）。胃幽门肌处壁的厚度不超过 6.0mm（新生儿小于 4.0mm）。十二指肠和小肠管壁呈线状中等强回声，厚度多在 3.0mm 以下，通常为 1.0～2.0mm，超声图像下可见到环状皱襞；对于管腔的直径若大于 3cm 则考虑存在小肠扩张。结肠壁尤其是乙状结肠，正常的肠壁厚度可达 3mm，通常厚度不会超过 5.0mm，管腔直径多在 5cm 以下。胃肠超声常用切面和声像图特征如下：

1. 食管 - 胃连接部长轴切面　　此切面可观察到食管下段、贲门及部分胃底纵切面。正常胃壁及食管包含黏膜、黏膜下层、固有肌层及浆膜层四层结构，而黏膜由黏膜层和黏膜肌层组成。

操作手法：探头沿左肋弓方向向外上倾斜，见肝左外叶脏面下后方倒置漏斗状结构，中心不规则强回声为壁腔和内膜面的界面回声，紧邻前后两条线状弱回声为前后壁的黏膜下与肌层结构。外侧强回声为浆膜面与周围结构所形成的界面复合回声（图 8-3）。

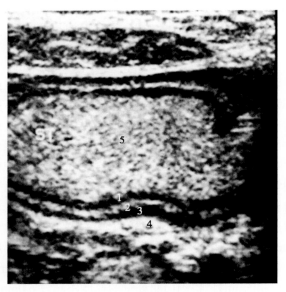

图 8-3　胃壁四层结构：①胃黏膜层；②黏膜下层；③肌层；④浆膜层；⑤胃腔

2．食管 - 胃连接部短轴切面　此切面主要观察食管的横断面，可测量食管壁的厚度，正常单层厚度小于0.4cm，双层小于 0.8cm。

操作方法：探头置于剑突下，与长轴切面垂直，于肝左叶与腹主动脉间或左侧可见一靶环征象，为局限短轴切面图像。

3．胃底与高胃体切面　此切面可观察到胃底和高位胃体的横断面以及腹主动脉和肝左叶斜断面。可以测量胃底部胃壁的厚度，正常胃壁厚 0.3～0.5cm，若大于 0.6cm 则为异常。

操作方法：患者仰卧位或身体稍向左倾斜，饮水胃充盈后探头向左肋弓或在左上腹纵段扫查，声像图中见肝左叶脏面下后方含液结构，形态呈椭圆状，近头侧胃底靠后与左膈紧贴，向下前侧缓行为高胃体，胃底外后侧壁与脾相邻，胃体后方可见胰体尾和左肾，若这些脏器肿大常对胃部产生压迹。

4. 胃体窦切面　患者取坐（或立）位，探头自左肋弓下沿充盈胃腔从胃体向胃窦滑行探查，了解胃的体表投影。声像图中靠腹壁侧胃壁为胃前壁，对侧为胃后壁；胃前后壁间靠近肝脏侧为胃小弯，外下方为胃大弯。再持探头对胃进行横行扫查，在上腹首先可见左右两个互相分离的圆或者类圆形液腔分别为胃体和胃窦横切面，探头向下移行，胃体胃窦两个液腔相互靠拢并最终汇合呈横"8"字状，中央胃壁汇合处为胃角，自胃角向下胃腔断面呈椭圆状。

5. 十二指肠声像图特征　充盈良好的十二指肠在声像图中呈一长锥状含液结构，平行于胆囊长轴。降部内侧为胰头，水平段位于胰头下方，在下腔静脉与腹主动脉前方横过，第四段较短，液体停留时间也短，不易获得较理想的液体充盈像。

6. 空回肠分布与形态　空回肠壁由浆膜、肌膜、黏膜下组织及黏膜层组成，肠黏膜的环形皱襞为小肠上段独有的特殊结构，由黏膜及黏膜下层组成。皱襞与管腔纵轴垂直呈环状（图 8-4）。空回肠之间无明显分界，空肠多居于左上腹和中腹部，黏膜皱襞密集明显，液体良好充盈的长轴呈"阶梯状"表现或称为"琴键征"。回肠位于中下腹和右下腹，黏膜皱襞稀少，内膜面相对平坦。

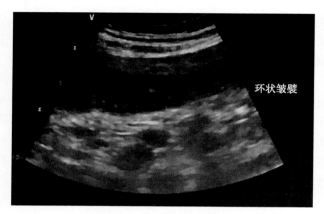

图8-4　小肠环状皱襞

7. 大肠　正常情况下难以显示出大肠精确而易于辨认的图像，仅能根据解剖关系和肠道内容物加以识别，充液良好的结肠内壁上可见半月状黏膜皱襞，称为结肠袋（图8-5），呈节段性，在回盲部可见到回盲瓣。直肠在女性位于子宫阴道后方，在男性位于膀胱和前列腺后方，可在膀胱良好充盈下进行检查。

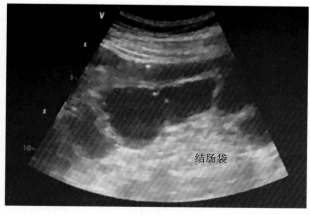

图8-5　结肠袋

第六节　胃肠功能紊乱超声征象

胃肠功能紊乱包括壁蠕动异常和管腔充盈改变。当肠道蠕动减弱而管腔无明显扩张时,超声仍能敏感地观察到肠道病变的早期改变,但腹腔胀气依然是超声的重要影响因素。

1. 壁蠕动异常　管壁蠕动频率和幅度明显高于正常为蠕动亢进,反之为减缓(减弱),无蠕动者为蠕动消失(壁僵硬),另外包括逆蠕动。

2. 管腔充盈改变　反映胃肠功能及其病理生理变化。

(1)管腔增宽:管腔明显扩张。

(2)液体潴留:腔内容物流动缓慢甚至停滞,排空明显延迟或无排空;

(3)液体反流:腔内容物自胃肠远端向近端逆方向流动;

(4)管腔狭窄或消失:正常管腔的开放功能或腔内液体通过不畅;局部腔明显狭小或者闭锁)。

第七节　床旁超声在胃肠功能障碍中的临床应用

1. 胃潴留和急性胃扩张　胃腔内容物积存,胃排空功能明显延迟,称为胃潴留,单次胃液回抽超过 200ml 称为大量胃潴留。若伴有急性而明显的胃腔扩大,胃壁蠕动消失,则称为急性胃扩张。

胃潴留的声像图(图 8-6):表现为胃腔充盈,可见细密光点、光斑或片状较强回声并呈漩涡状流动。超声诊断急性胃扩张必需的依据是存在胃腔高度扩张,胃壁松弛、蠕动消失。

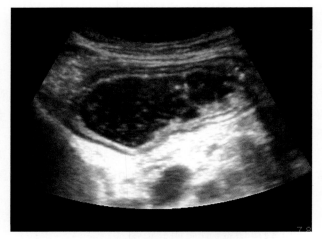

图 8-6　胃腔充盈,可见大量胃内容物

　　幽门梗阻所致的胃潴留可见幽门部胃壁增厚,幽门狭窄、变形,胃腔内占位病变阻塞,异物阻塞以及周围脏器占位病变压迫幽门导致开启困难等。超声有助于幽门梗阻的诊断并对病因进行分析。

　　2. 麻痹性肠梗阻　各种原因影响肠道自主神经系统的平衡或影响肠道局部神经传导或影响肠道平滑肌收缩使肠管扩张、蠕动消失,患者腹胀显著。常规对腹腔或疼痛部位进行多切面扫查。检查时需按照肠管的分布走行,实施超声切面检查,需要最先检查小肠之后检查大肠,发现扩张的肠管后观察其直径和肠黏膜皱襞的回声、肠蠕动及肠腔内容物等情况。

　　麻痹性肠梗阻的声像图表现(图 8-7):①肠管淤涨或扩张;②肠管蠕动明显减弱或者消失,内容物流动也相对减缓;③肠管管壁因水肿出现轻度增厚,其厚度一般仅有数毫米。

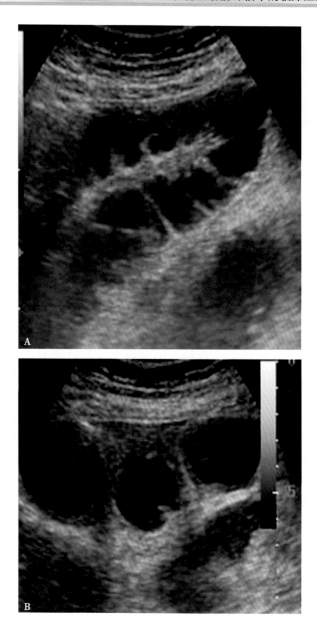

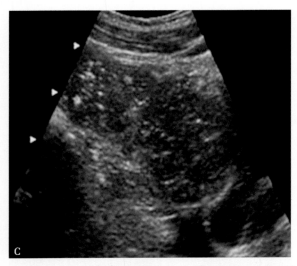

图8-7　A和B显示肠管明显扩张，C提示肠腔内积液积气

3. 肠套叠　一部分肠管及其肠系膜套入邻近的肠腔内引起梗阻症状者称为肠套叠。原发性肠套叠多发生于婴幼儿，继发性肠套叠则多见于成人，病因不明确。约 5% 的肠套叠激发于肠壁明显的机械原因如梅克尔憩室、肠息肉、肠道肿瘤、腹型过敏性紫癜、肠壁血肿等。其分型来说临床上最为常见为回结肠型，其中回肠末端或盲肠及阑尾套入升结肠最为多见，称为回盲型；另外小肠型即小肠套入小肠，或者结肠型，此型较为少见。

肠套叠的声像图（图 8-8）：在短轴切面呈现特征性的同心圆或靶环征，或为偏的同心圆改变，中心内可见低回声光团；长轴称为"套筒征"。套入时间较长或者反复多次套入，可见套入肠壁水肿增厚，回声减低。一般来说回结肠同心圆直径约 32～35mm，而小肠套直径约 25～28mm。

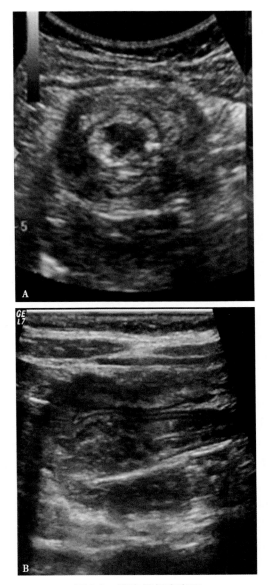

图 8-8　肠套叠超声表现
A. 同心圆征；B. 套筒征

4. 鼻空肠营养管的引导及定位　超声引导下床旁鼻空肠管置入技术是一种新的喂养管置入技术,对于急危重症患者尤其存在急性胃损伤情况者,其成功运用是进行肠内营养支持治疗的第一步。具体方法是利用便携式超声仪由腹部探查胃腔,明确胃体(胃大弯及胃小弯)、胃窦以及幽门位置. 如遇胃气回声较强干扰可在置入导管时由尾孔注入生理盐水 200～500ml 再行体表超声探查;以 Flocare 螺旋形鼻空肠管经鼻带导丝置入胃腔,数次抽拉鼻空肠管的同时利用超声探头于体表探查胃腔内快速移动的线性强回声(图 8-9),提示鼻肠管已经进入胃腔,抽吸少量胃液行 pH 值检测,如小于 4 则再次证实导管进入胃腔;缓慢推送鼻空肠管至 70～80cm 左右时. 注意超声探查幽门管位置,如见导管呈伸直位进入,提示导管通过幽门姿态良好,如未见导管进入幽门管则可能存在胃腔盘曲,撤回至贲门处并旋转导管或少许抽出导丝(增加头端曲度)继续推送完成过幽门前导管姿态调整;当超声可见导管顺利前移(无折返)的同时手感落空,则明确提示导管通过幽门进入十二指肠。继续推送 5cm 后抽取少许消化液行 pH 值检测,如 pH 值大于 7 则可确定导管位于十二指肠内;缓慢推送导管,如未遇强阻力则可一直推送至 105 cm 以上,再次 pH 值检测,pH 值大于 7 时,提示导管仍然处于肠腔;行床旁腹部 x 线检查确认导管形态及头端位置良好;由导管尾端注入 20ml 生理盐水,缓慢抽出导丝,封闭尾端后行尾端固定。观察患者腹部情况,如无异常可行肠内营养剂加温缓慢泵入。

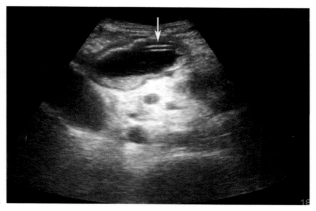

图 8-9 超声下可见鼻空肠管进入胃腔,箭头所指为鼻空肠管的管壁

第八节 展 望

超声作为一种具有无创、可重复、可移动的有效检查,对消化道疾病早期诊断准确率相对较高,且弥补了X线检查不足。胃肠疾病较常见,实时超声检查可动态观察胃肠蠕动情况以及胃肠腔的充盈状态,判断胃肠道功能,诊断正确率较高,具有重要的临床应用价值。然而,目前胃肠道超声尚未纳入床旁超声在急危重症临床应用的专家共识当中,在急危重症领域还没有达到广泛普及。希望在未来的日子里,胃肠超声检查能够在急危重症疾病领域中发挥其诊断作用。

(张素巧 张国强 曾红科)

参 考 文 献

1. Reintam A,Parm P,Kitus R,et al. Gastrointestinal symptoms in intensive care patients. Acta Anaesthesiol Scand,2009,53(3):318-324.

2. Reintam Blaser A1，Malbrain ML，Starkop fJ，et al. Gastrointestinal function in intensive care patients：terminology，definitions and management. Recommendations of the ESICM Working Group on Abdominal Problems.Intensive Care Med，2012，38（3）：384-394.

3. 沈燕华，贺声，张云山，等. 超声评价肠道功能. 中国医学影像技术，2011，27（3）：573-576.

4. 徐艳. 二维超声显像对幽门梗阻诊断意义比较分析. 中国中医药现代远程教育，2012，（18）：98.

5. 罗亮，屠苏，张振伟，等. 超声引导下床旁鼻空肠管置入术在危重患者肠内营养中的应用. 实用医学杂志，2009，25（11）：1845-1846.

6. 床旁超声在急危重症临床应用专家共识组. 床旁超声在急危重症临床应用的专家共识. 中华急诊医学杂志，2016，25（1）：10-21.